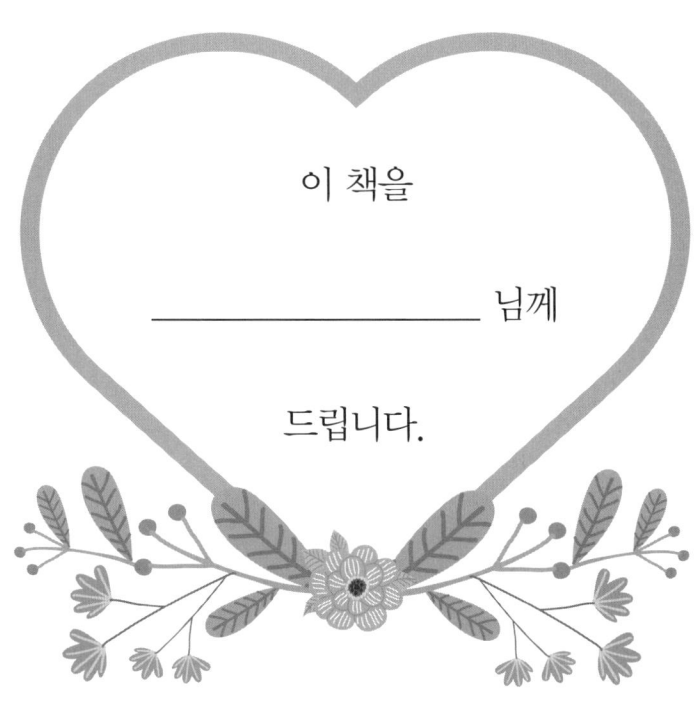

이 책을

_____ 님께

드립니다.

시니어 엄마의 감성 놀이터

초판 1쇄 발행 2017년 11월 16일

지은이 최진영
펴낸이 장길수
펴낸곳 지식과감성#
출판등록 제2012-000081호

디자인 이다래
편집 이현, 최예슬
교정 박솔빈
마케팅 고은빛, 윤석영
주소 서울시 금천구 가산동 60-5 갑을그레이트밸리 B동 507호
전화 070-4651-3730~4
팩스 070-4325-7006
이메일 ksbookup@naver.com
홈페이지 www.knsbookup.com

ISBN 979-11-5961-900-7(13650)
값 12,000원

ⓒ 최진영 2017 Printed in Korea

잘못된 책은 구입하신 곳에서 바꾸어 드립니다.
이 책의 전부 또는 일부 내용을 재사용하려면 사전에 저작권자와 펴낸곳의 동의를 받아야 합니다.

이 도서의 국립중앙도서관 출판예정도서목록(CIP)은 서지정보유통지원시스템
홈페이지(http://seoji.nl.go.kr)와 국가자료공동목록시스템(http://www.nl.go.kr/kolisnet)에서
이용하실 수 있습니다. (CIP제어번호 : CIP2017029186)

홈페이지 바로가기

딸이 시니어 엄마를 위해 만든 **Dear my mom 시리즈 1**

시니어 엄마의 감성 놀이터

• 최진영 지음 •

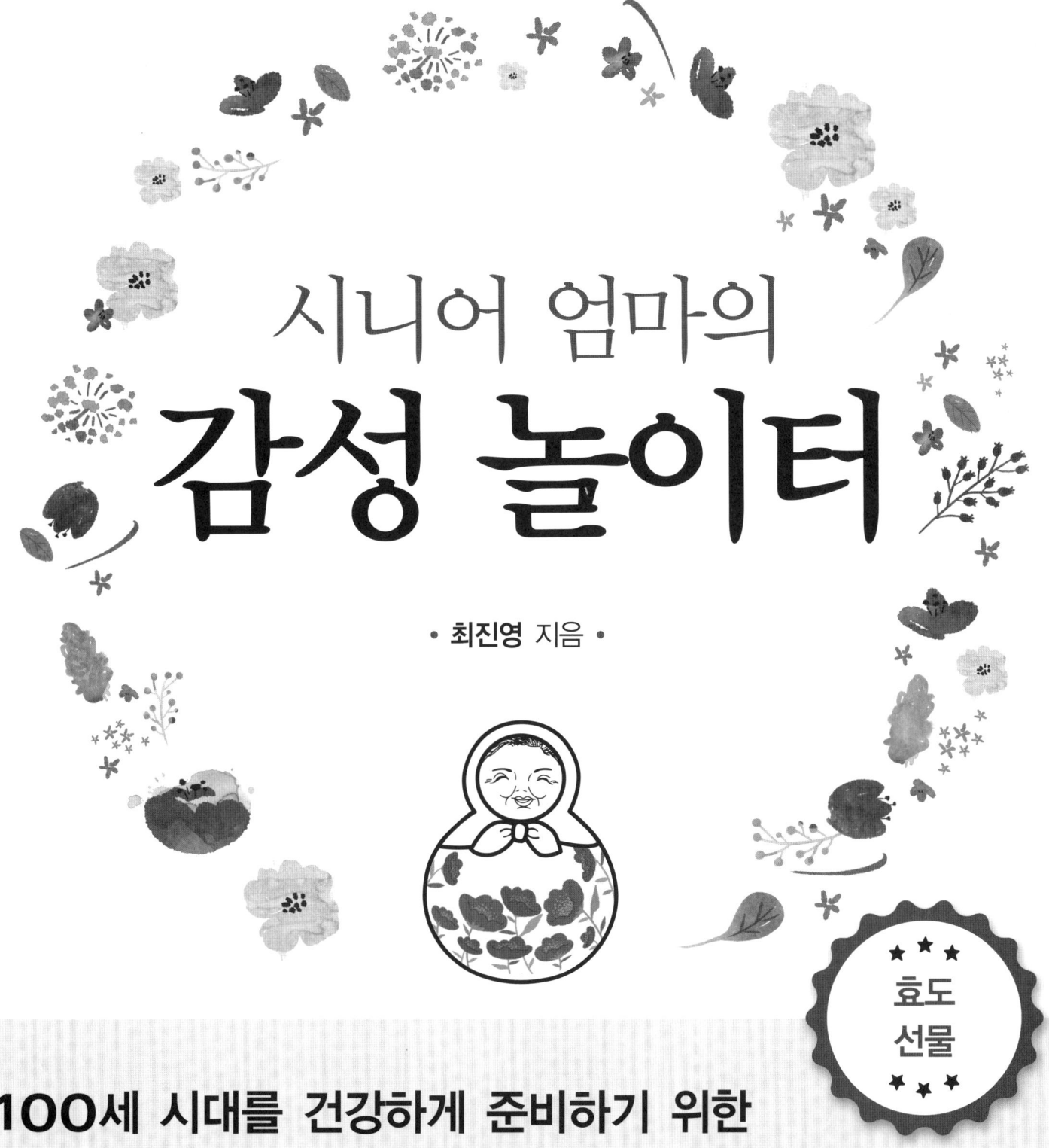

효도 선물

100세 시대를 건강하게 준비하기 위한
오감만족 · 두뇌 튼튼 · 감성 튼튼 프로젝트!

자르고, 붙이고, 칠하는 손끝 활동부터 기억하고, 찾아내는 두뇌 활동, 지난 시간을 추억하고 돌아보는 감성 활동까지 엄마의 시간을 즐겁고 재미있는 놀이로 채워드립니다.

지식과감정

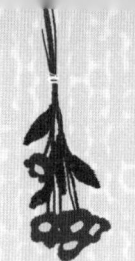
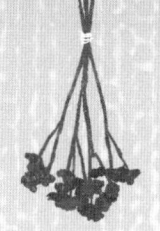
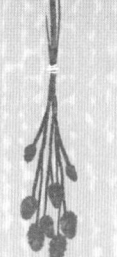
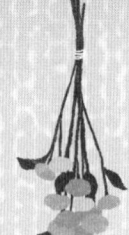

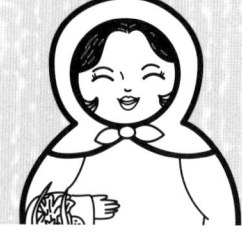

이 책의 사용설명서

엄마,
TV는 잠시 끄고 좋아하는 음악을 틀어 놓고
따뜻한 차 한잔 마시면서 즐거운 감성 놀이에 집중해 보세요.

모든 페이지의 그림은 색깔을 칠하도록 준비되었어요.
다양한 색의 색연필이나 물감을 준비하세요.
때로는 가위와 풀이 필요한 부분도 있으니 미리 준비해 주세요.

집에 놀러 온 손주들과 함께하셔도 즐거우실 거예요.

예쁘게 완성한 작품은 액자에 끼우거나 코팅해서
벽면에 장식해 보세요.

매일 꾸준히 사용하셔서 그림을 완성하고
문제를 해결해가는 소박한 기쁨을 누려보세요.

자, 이제 출발할게요.

이 책의 목차

첫 번째	|	**채색하기** ⋯ **006**
두 번째	|	**틀린 그림 찾기(1)** ⋯ **015**
		틀린 그림 찾기(2) ⋯ **032**
세 번째	|	**그림자 연결하기** ⋯ **038**
네 번째	|	**대칭 그림 그리기** ⋯ **045**
다섯 번째	|	**숨은 그림 찾기** ⋯ **052**
여섯 번째	|	**길 찾기** ⋯ **062**
일곱 번째	|	**원 그림** ⋯ **070**
여덟 번째	|	**맛있는 그림 만들기** ⋯ **080**
아홉 번째	|	**화분 만들기** ⋯ **087**
열 번째	|	**점선 연결하고 색칠하기** ⋯ **095**
열한 번째	|	**캘리그라피 색칠하기** ⋯ **102**
열두 번째	|	**세계의 전통인형 그리기** ⋯ **109**
열세 번째	|	**같은 그림, 다른 그림 찾기** ⋯ **116**
열네 번째	|	**가면놀이** ⋯ **123**
열다섯 번째	|	**자수 그림** ⋯ **128**
열여섯 번째	|	**퍼즐 놀이** ⋯ **136**

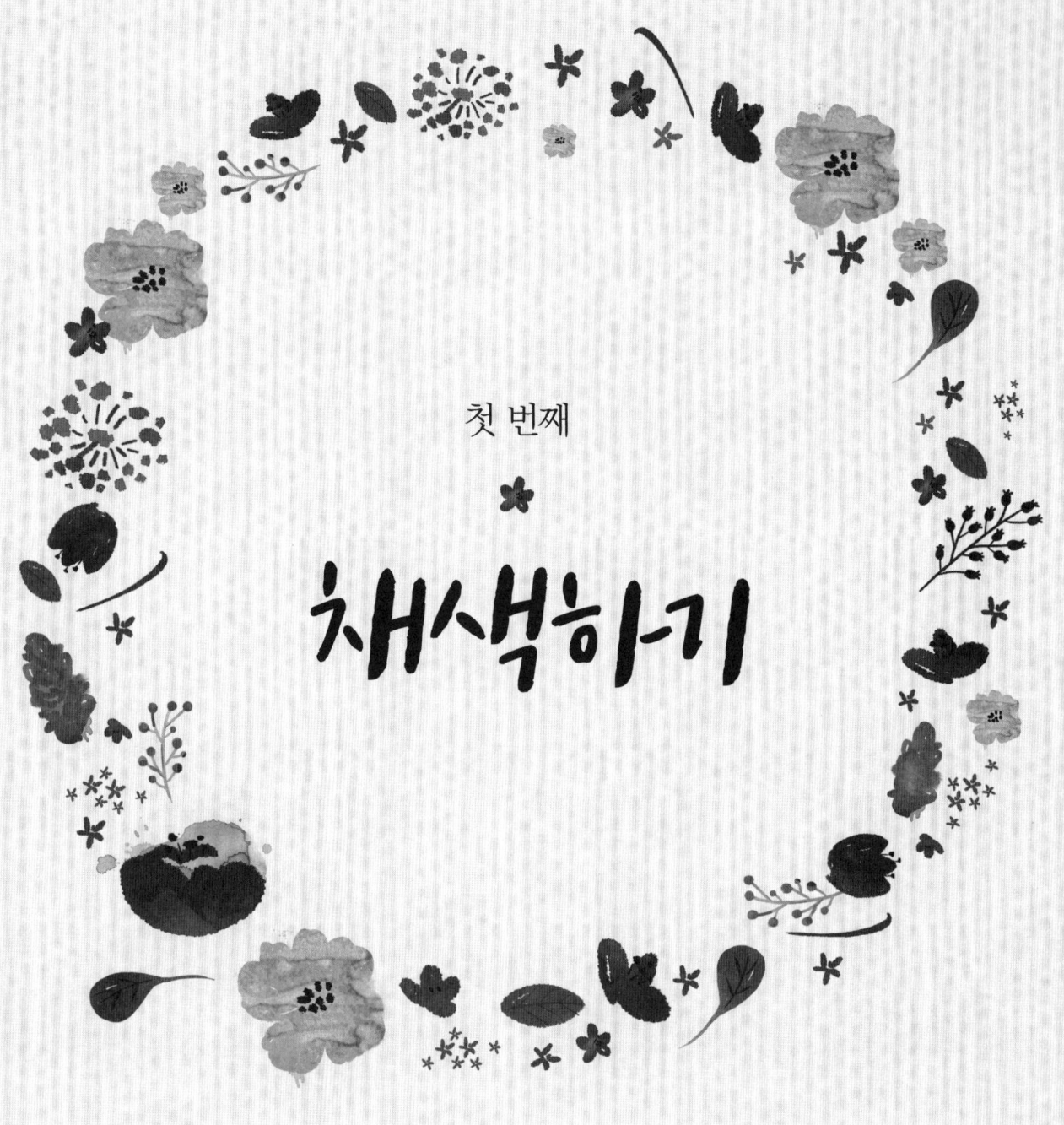

첫 번째

채색하기

단아하게 한복을 입은 여인부터 멋쟁이 신여성과 60년대 서울 아가씨까지 다양한 색을 사용해서 색칠해 보세요. 그 시간을 살아오신 어머니의 추억도 함께 곱게 물들 거예요.

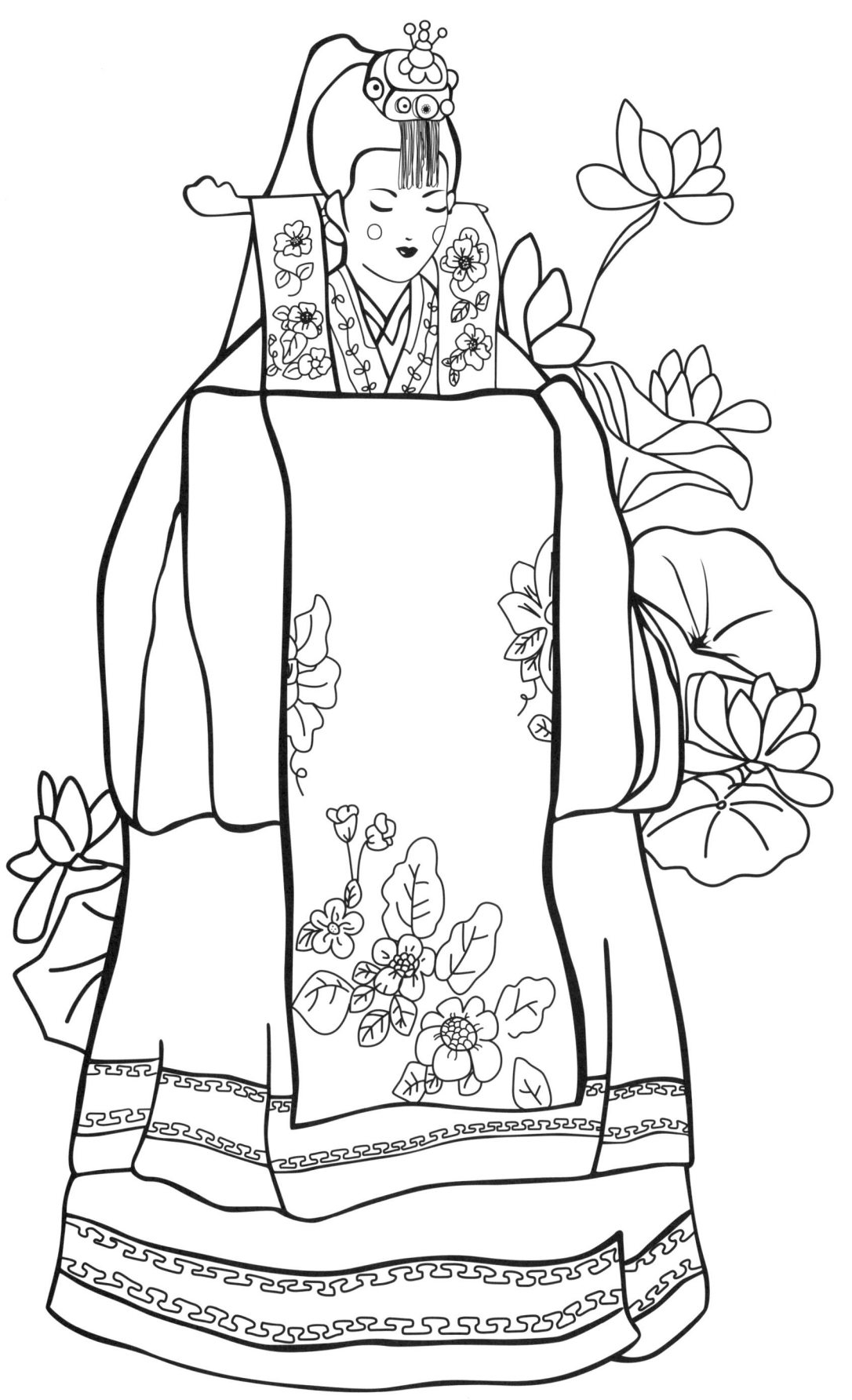

채색하기

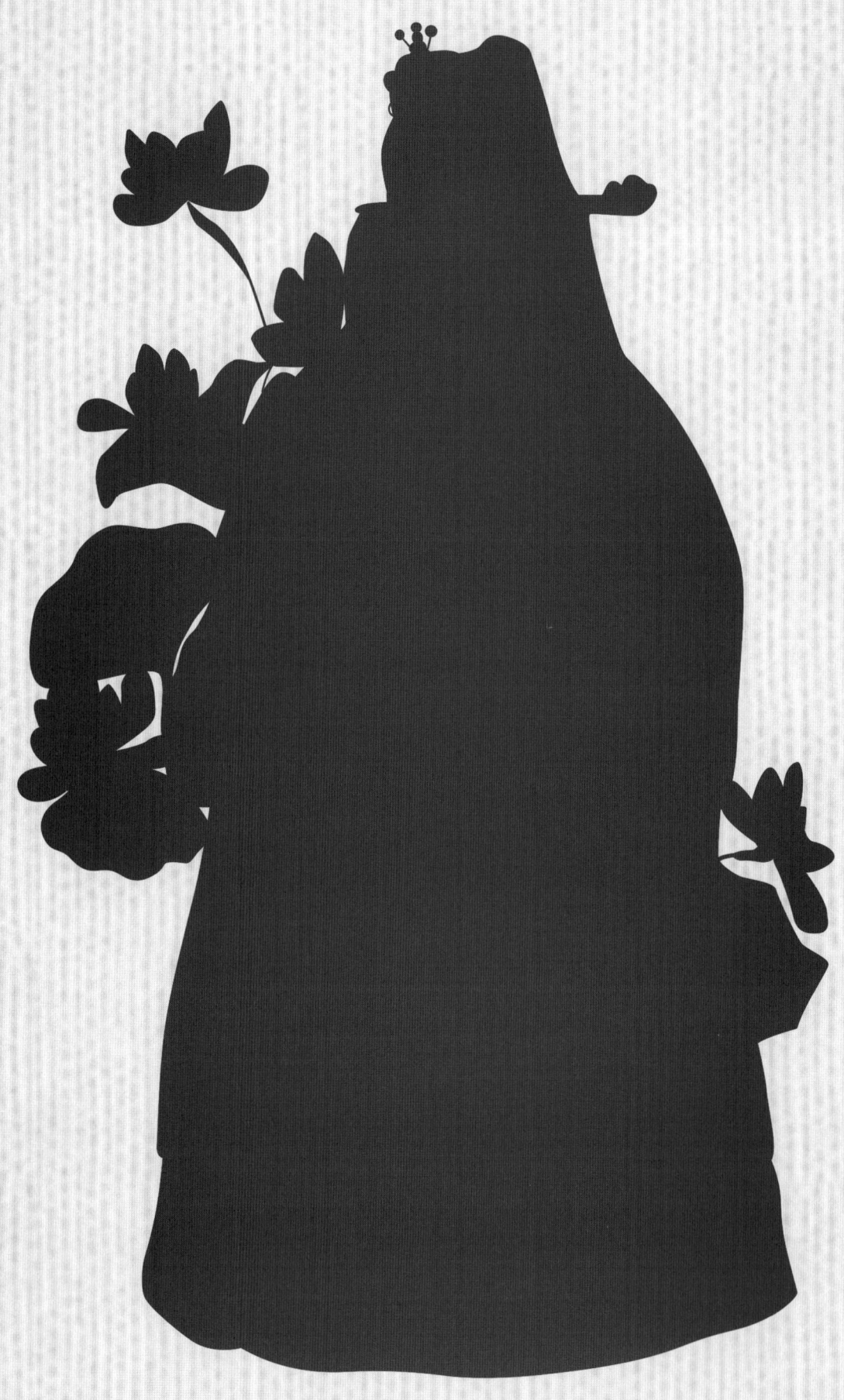

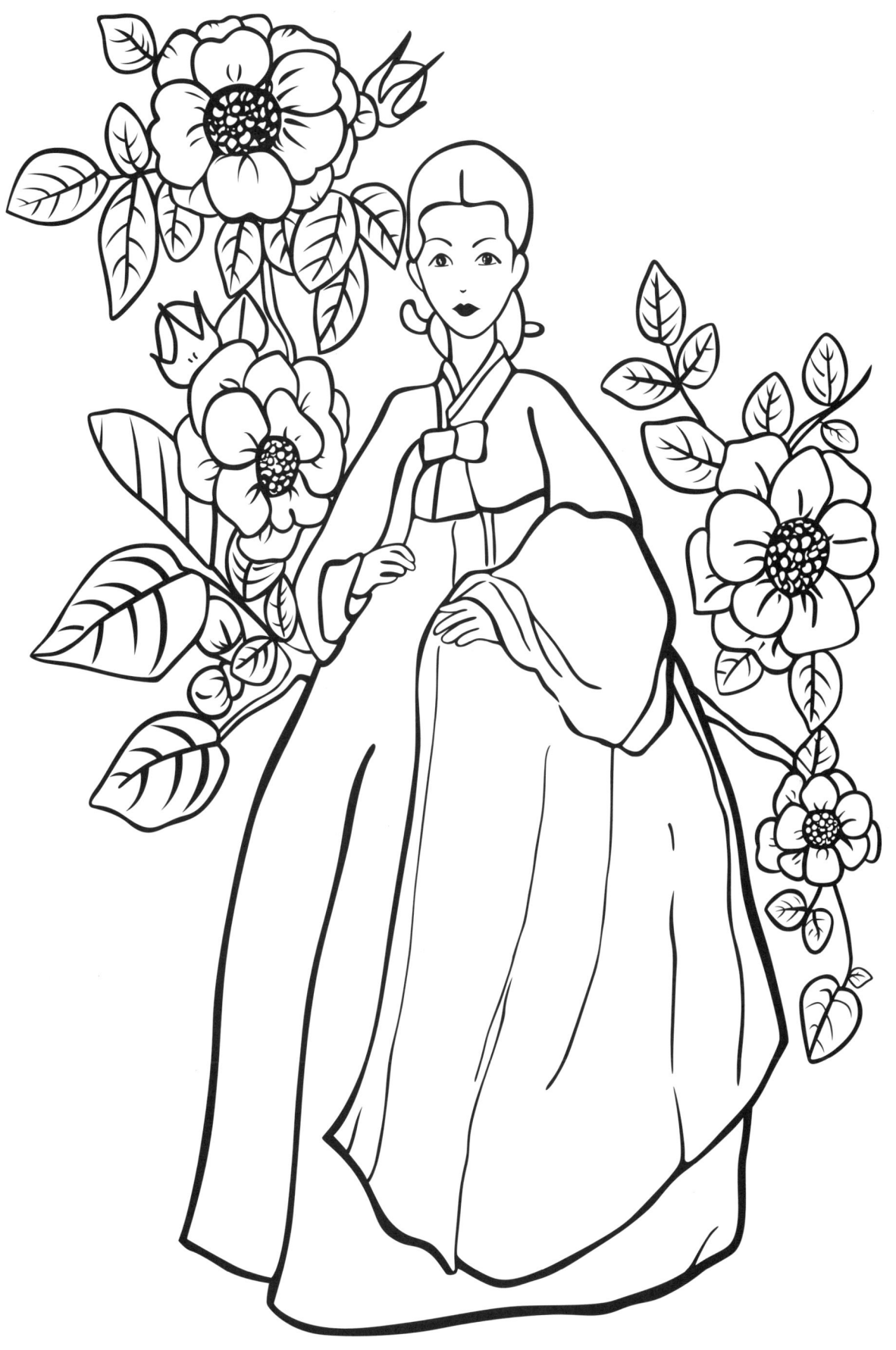

채색하기

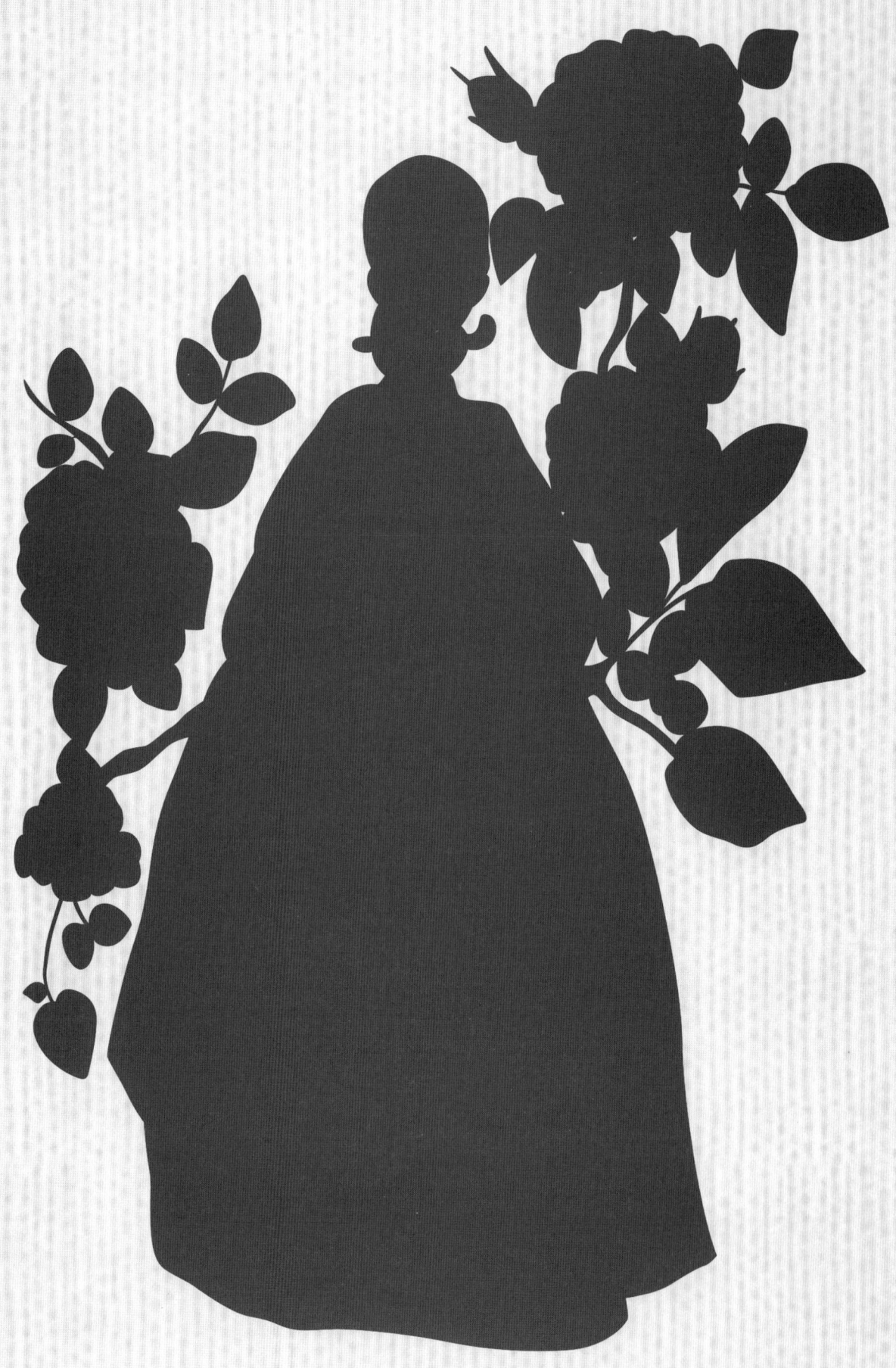

시니어 엄마의 감성 놀이터

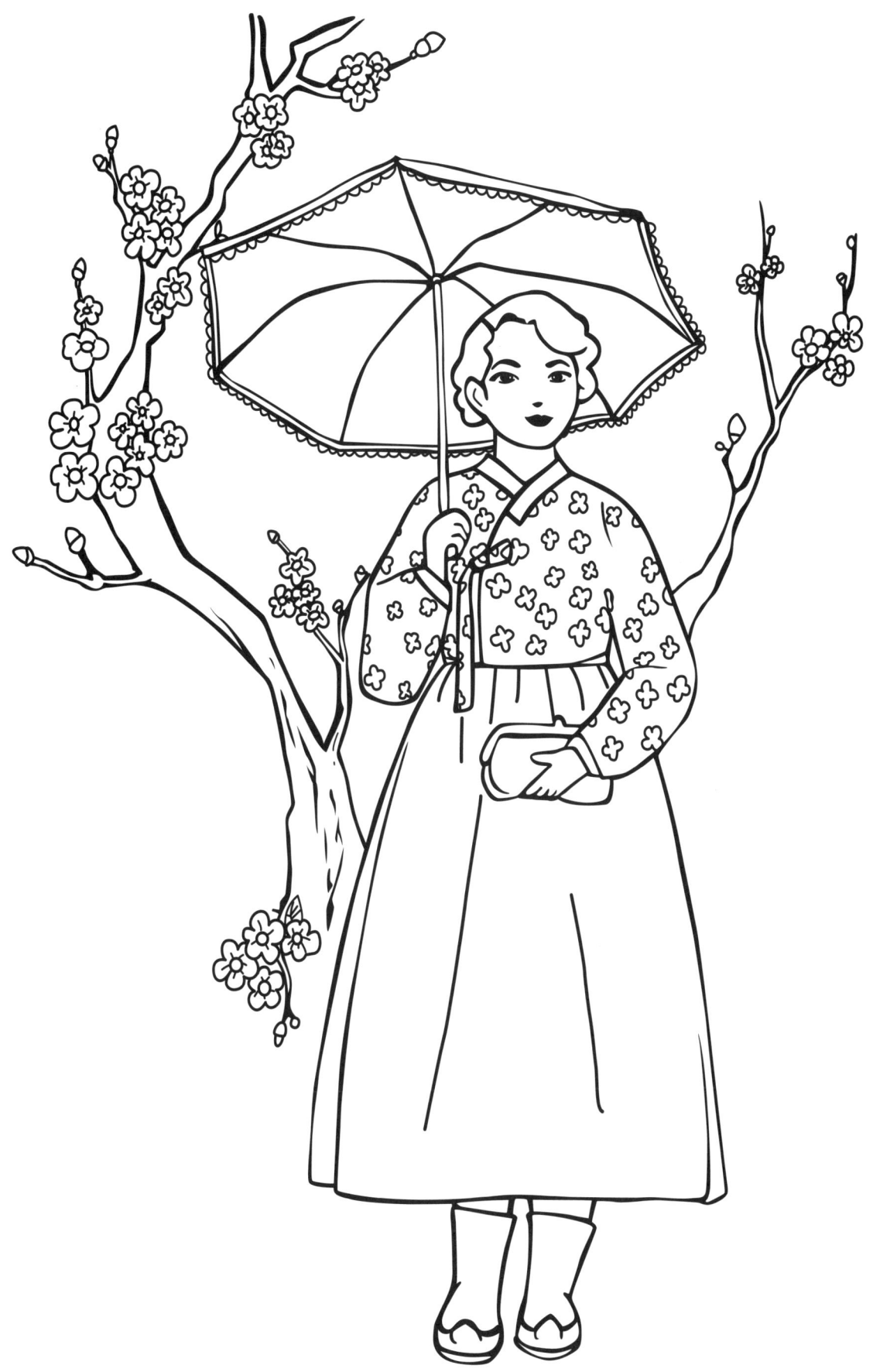

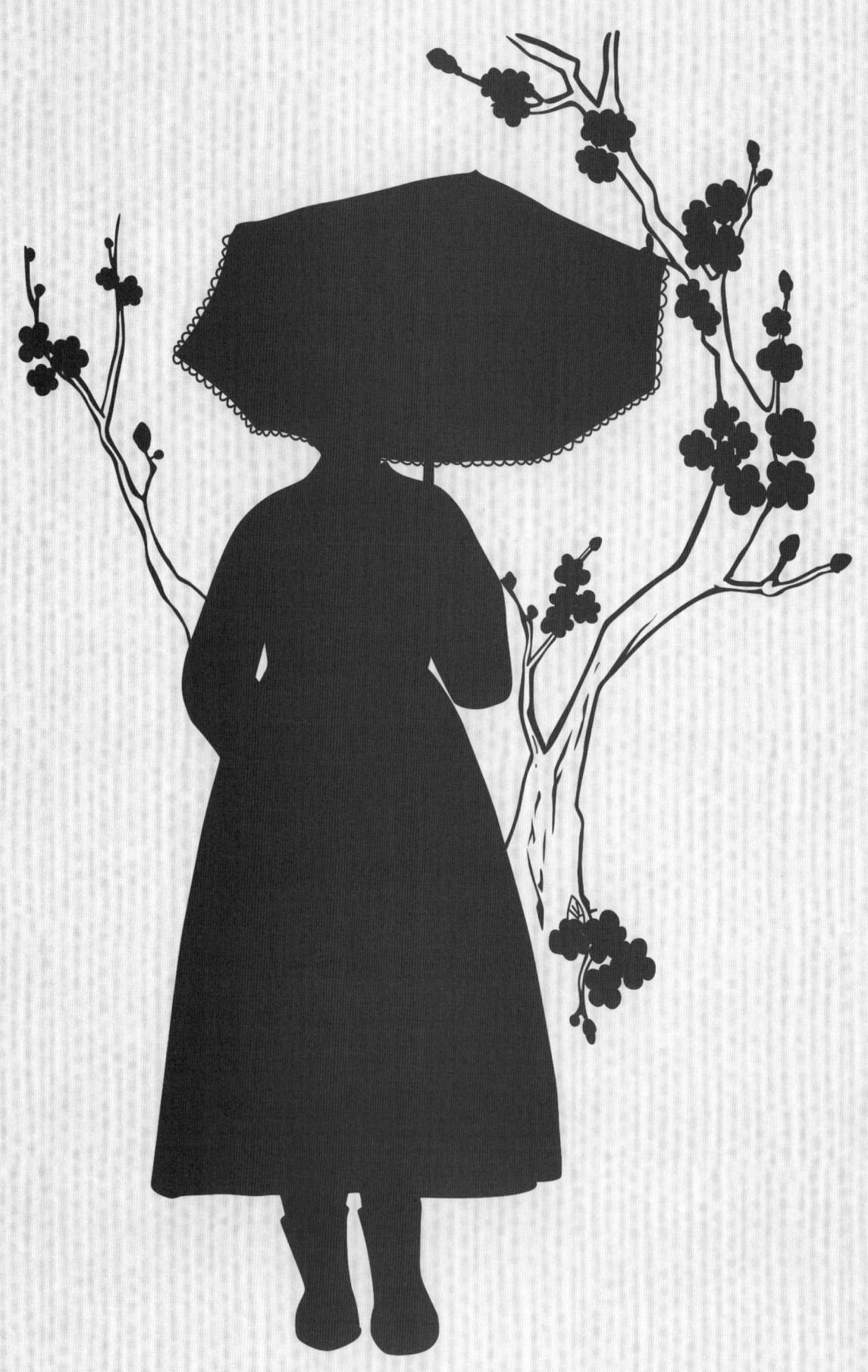

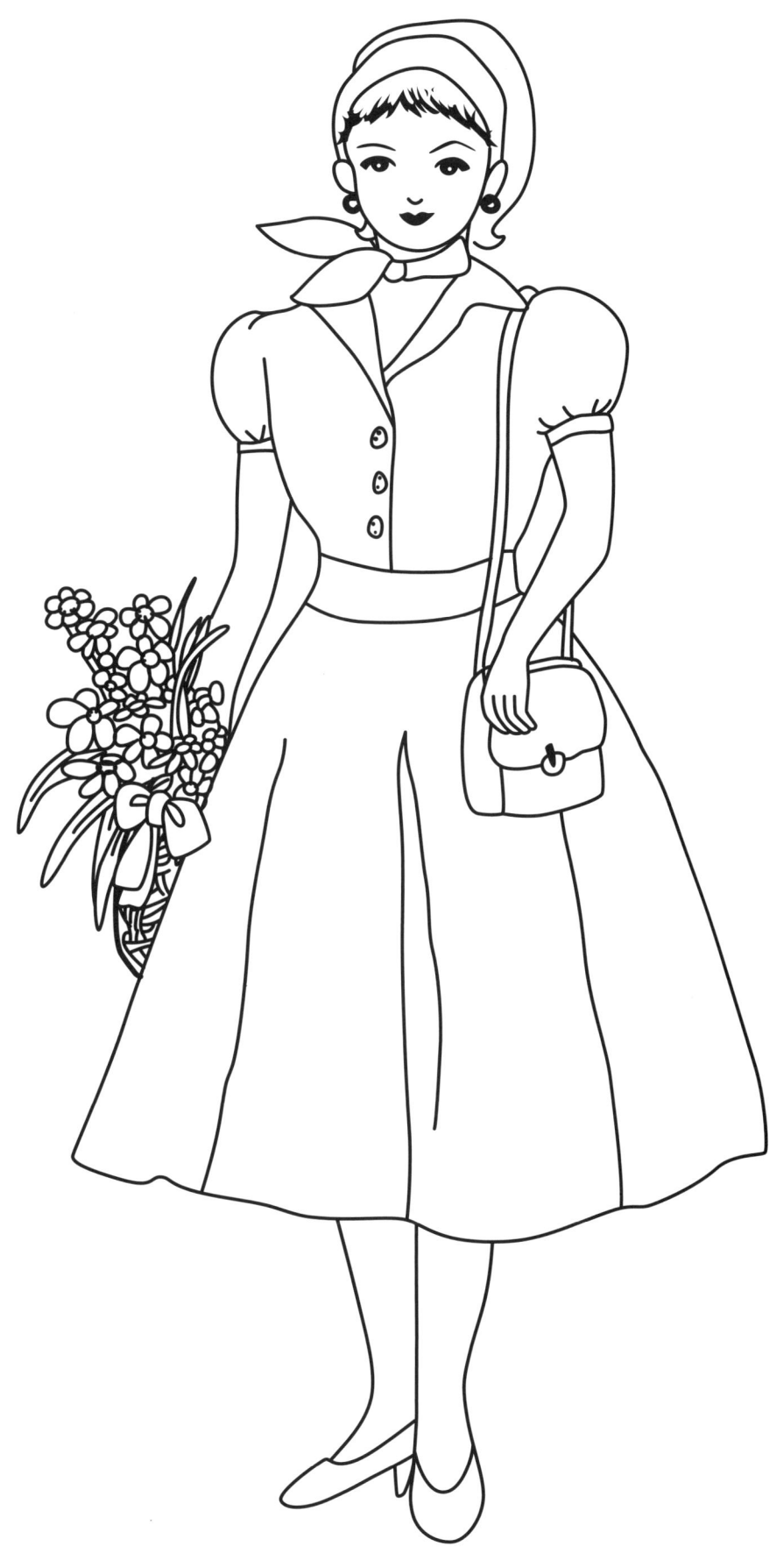

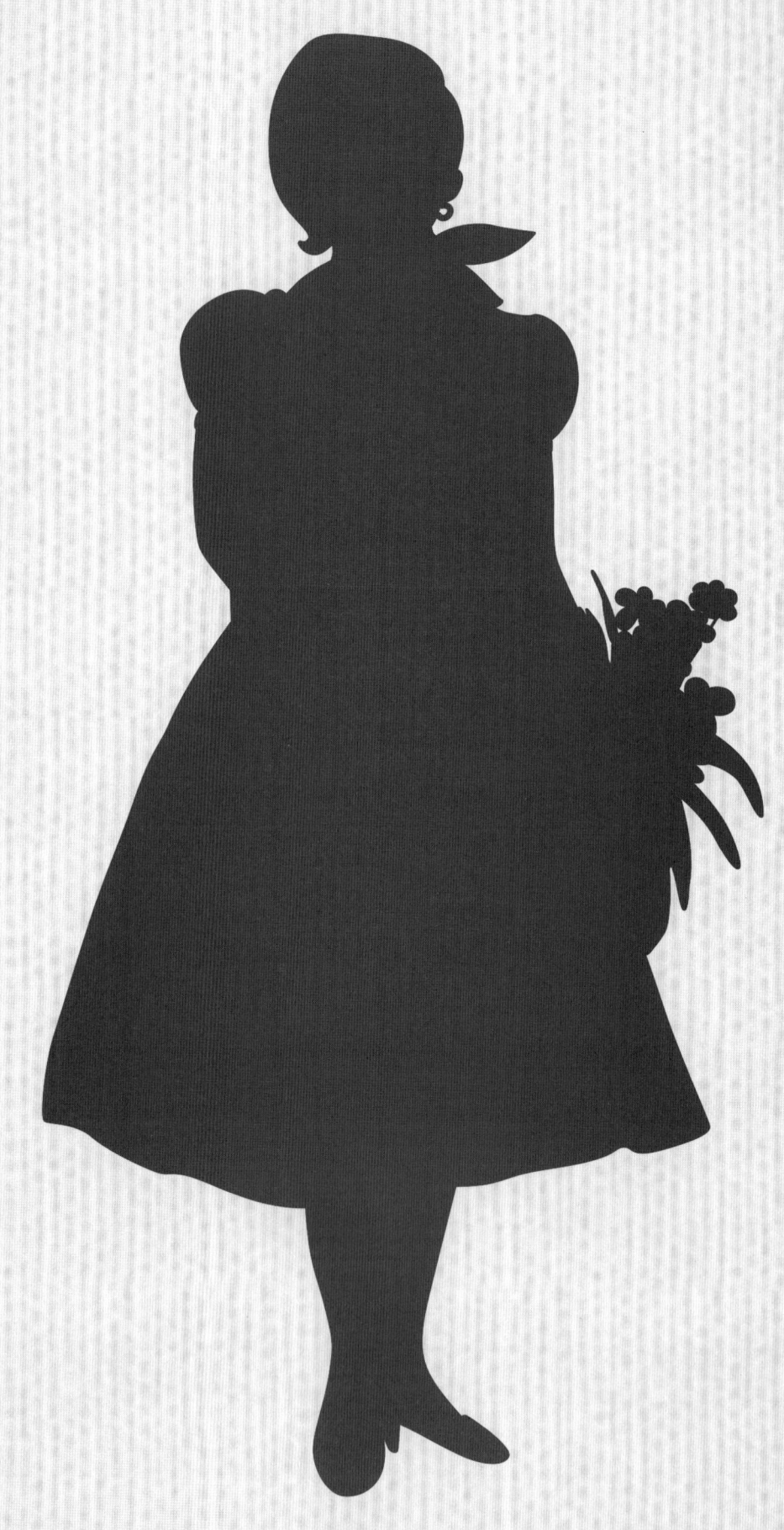

두 번째

틀린 그림 찾기(1)

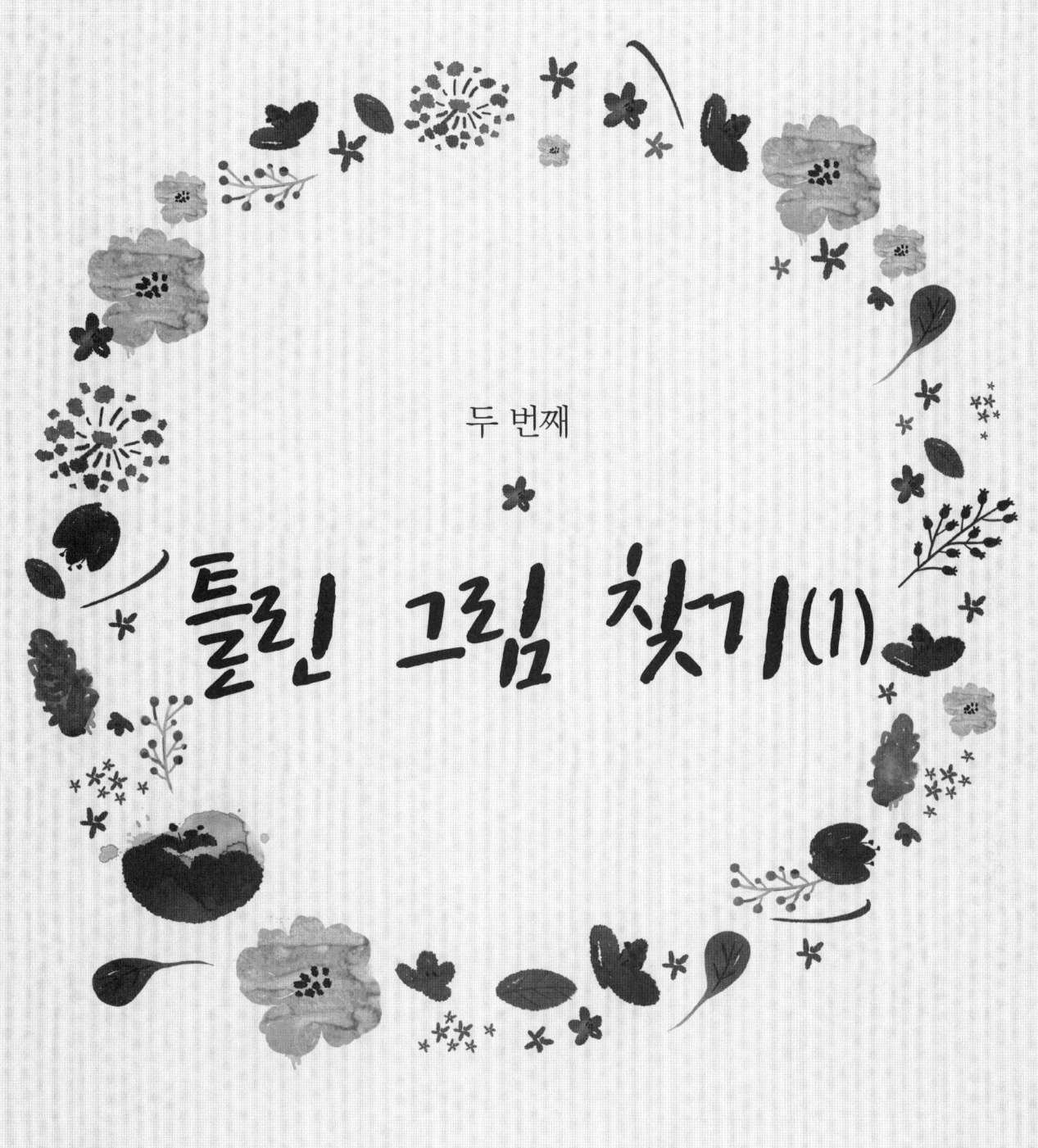

앞서 색을 칠했던 여인들의 모습이 조금씩 달라졌어요. 양쪽 그림을 유심히 살펴보고 어디가 달라졌는지 찾아보세요.

혼례식을 치루는 두 신부의 그림을 색칠하면서
틀린 부분 9군데를 찾아 표시해 보세요.

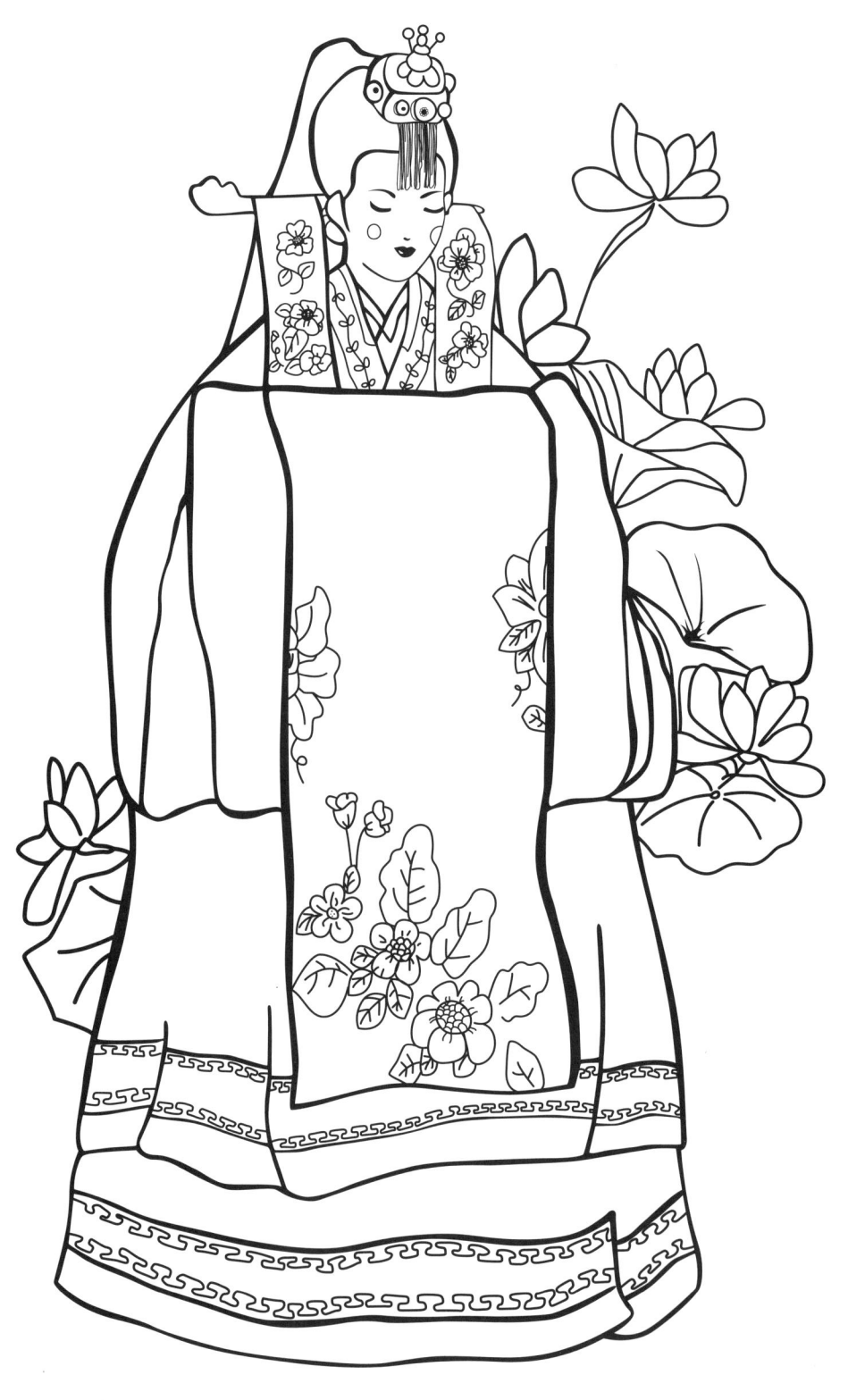

정답은 '뒷면'에.
틀린 그림 찾기

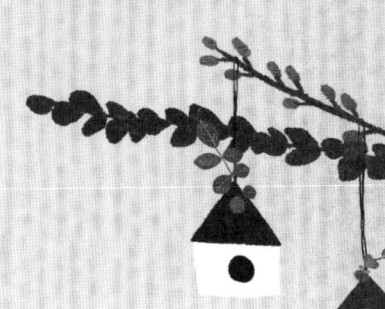

틀린 그림 찾기(1)

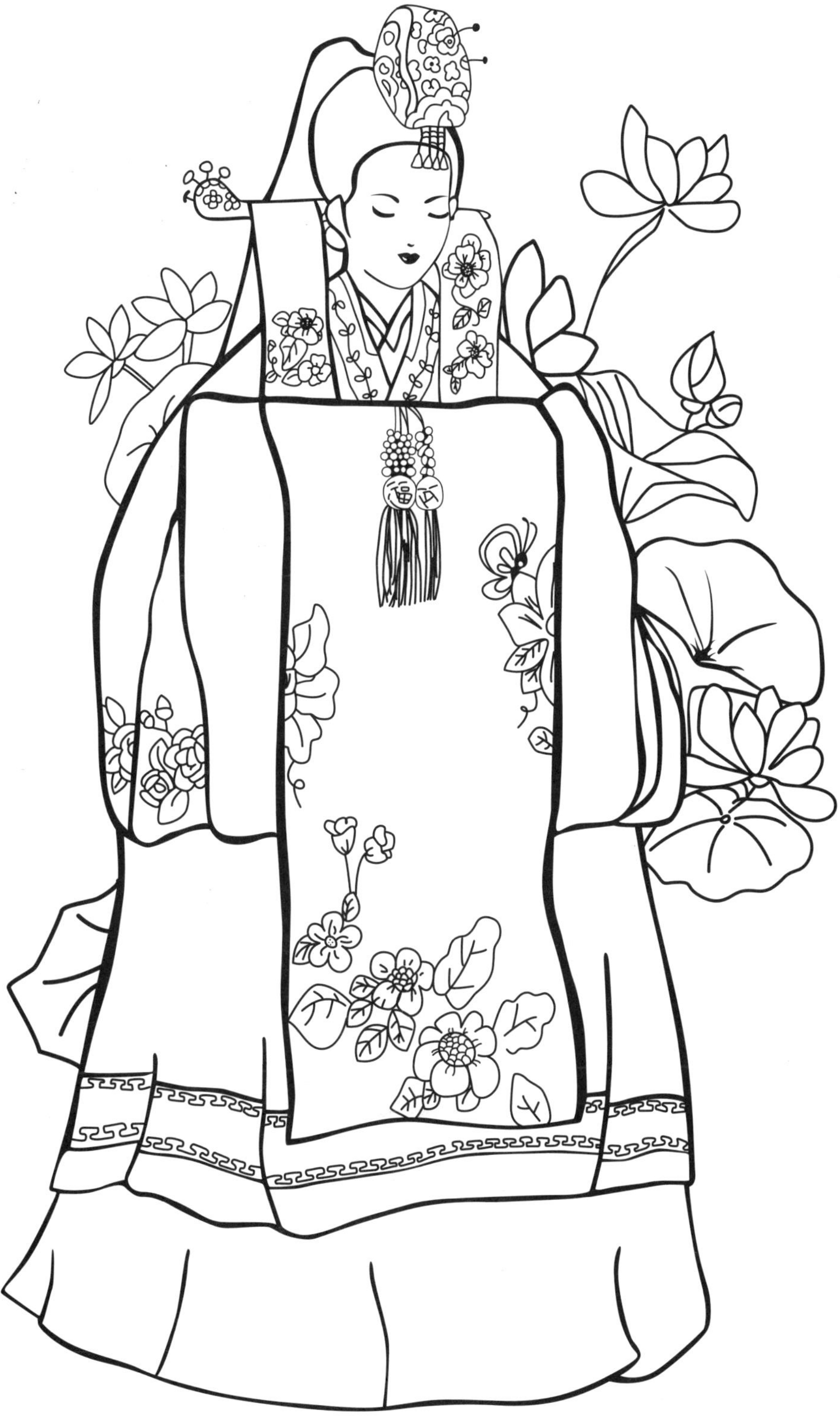

– 정답 –

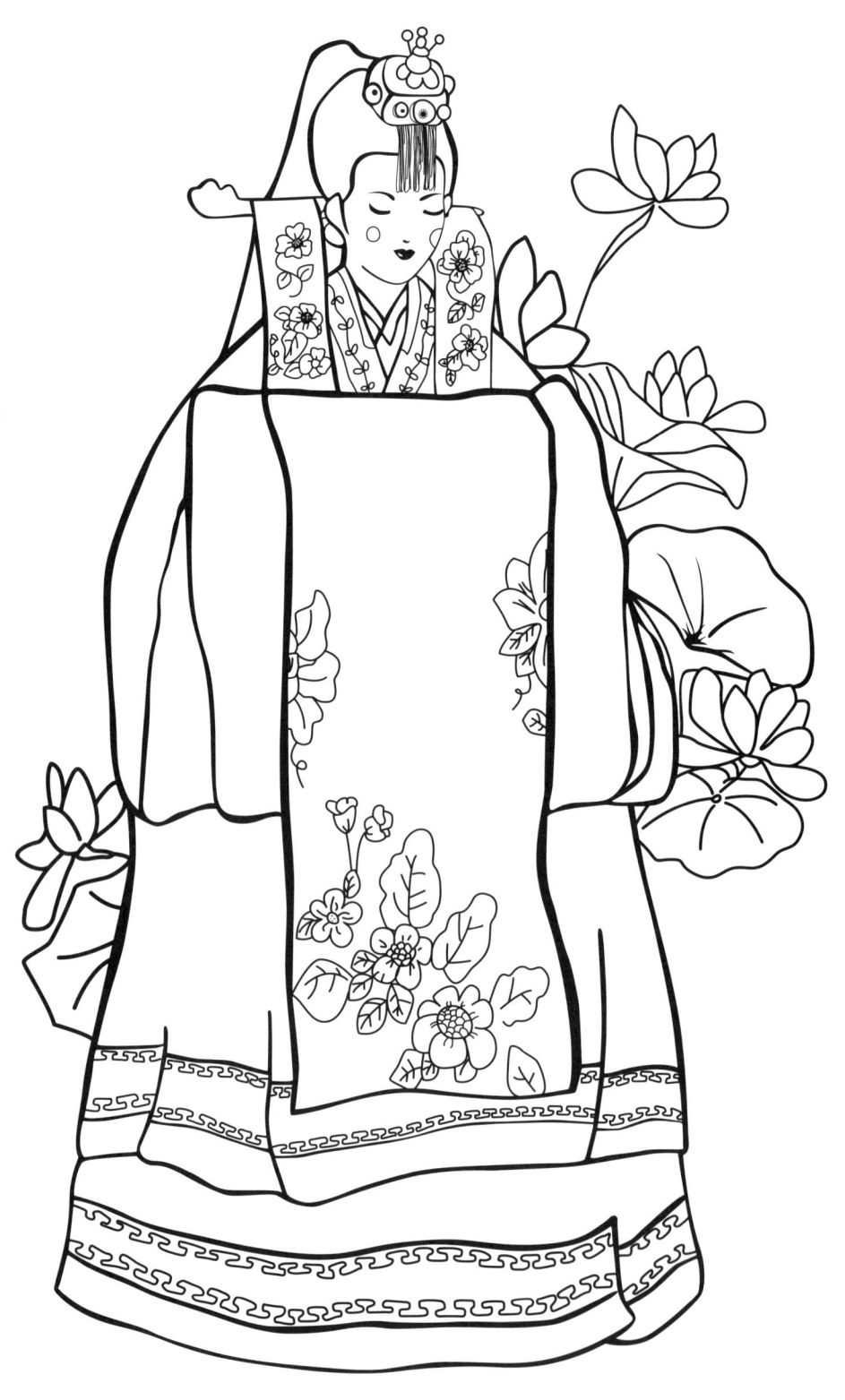

18

시니어 엄마의 감성 놀이터

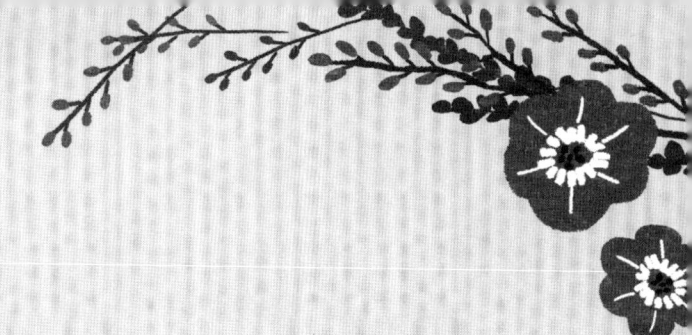

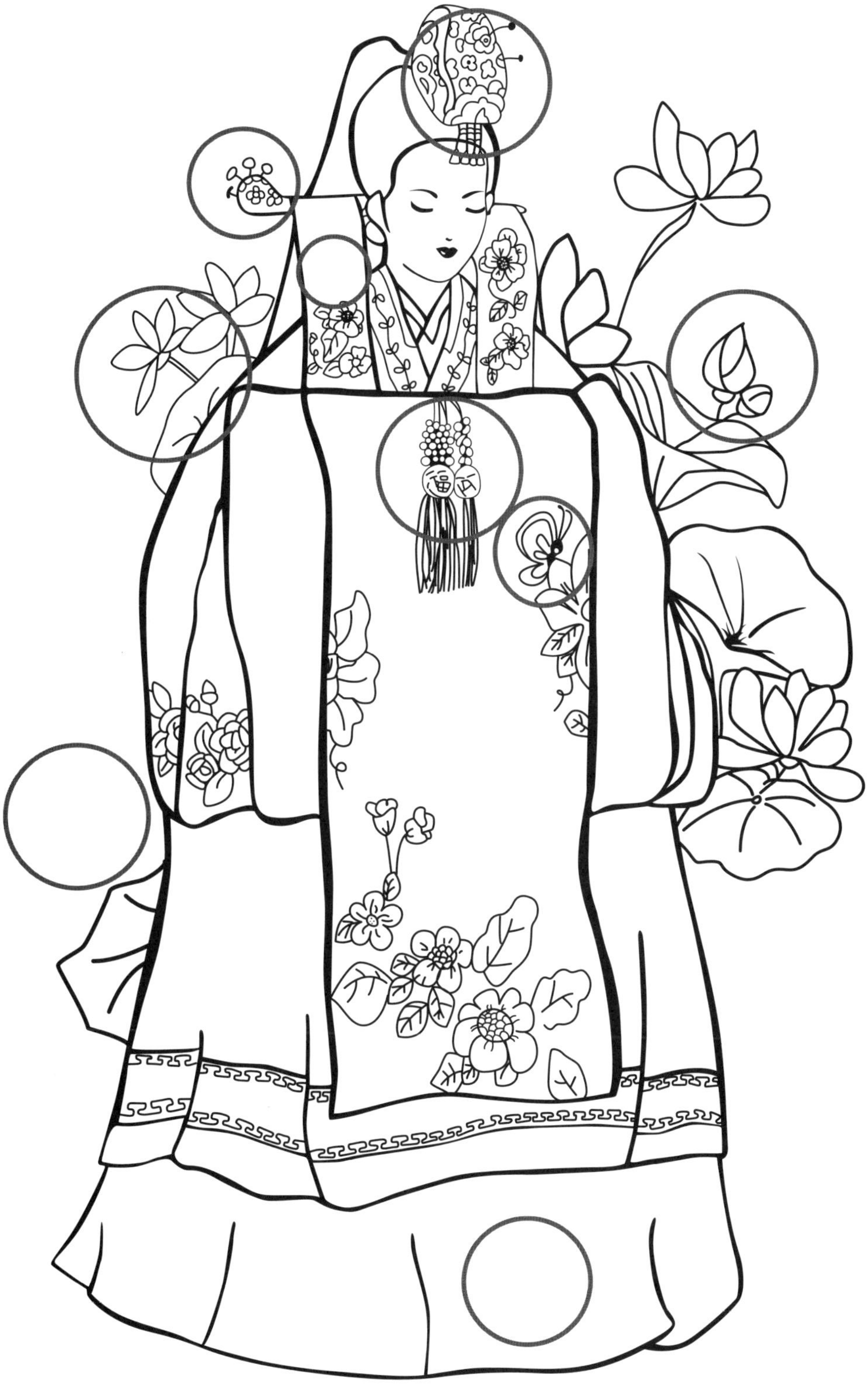

19

틀린 그림 찾기(1)

꽃구경 가는 두 여인의 그림을 색칠하면서
틀린 부분 9군데를 찾아 표시해 보세요.

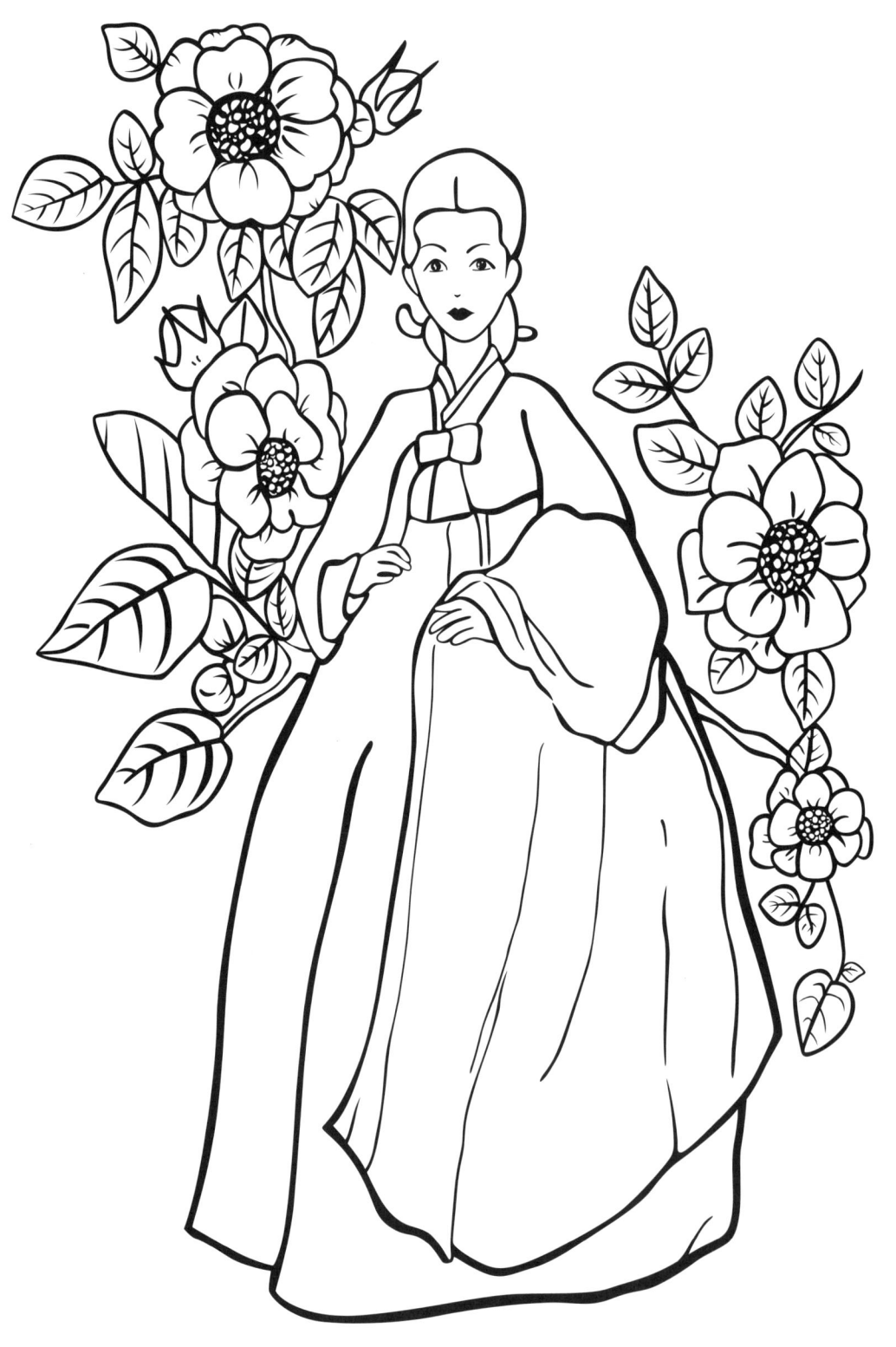

정답은 **'뒷면'**에.

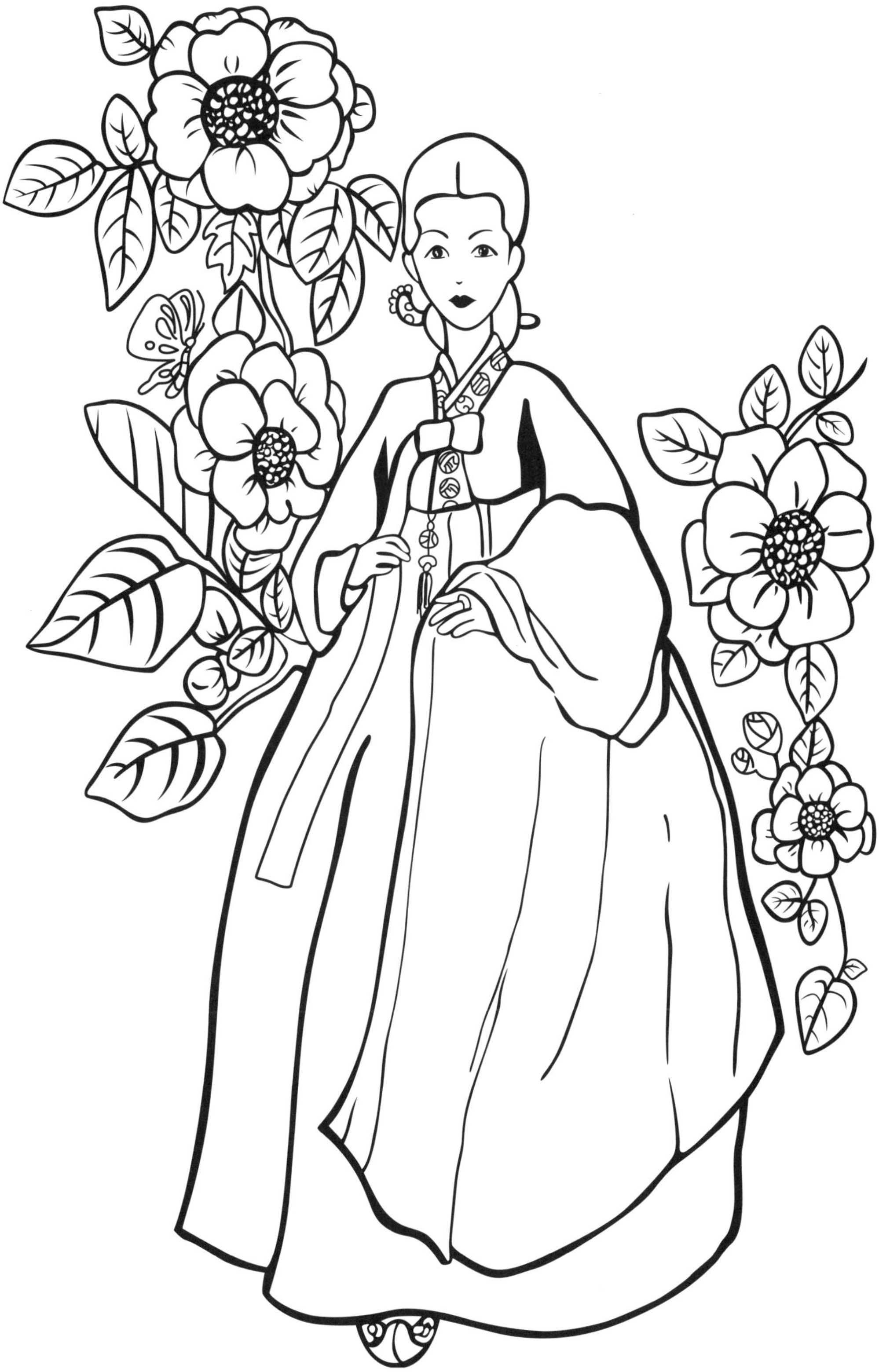

틀린 그림 찾기

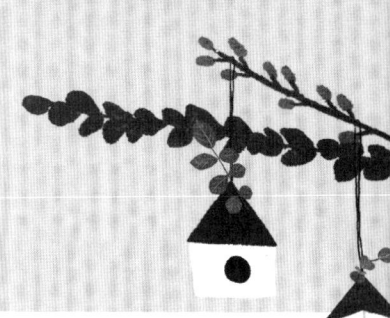

21

틀린 그림 찾기(1)

– 정답 –

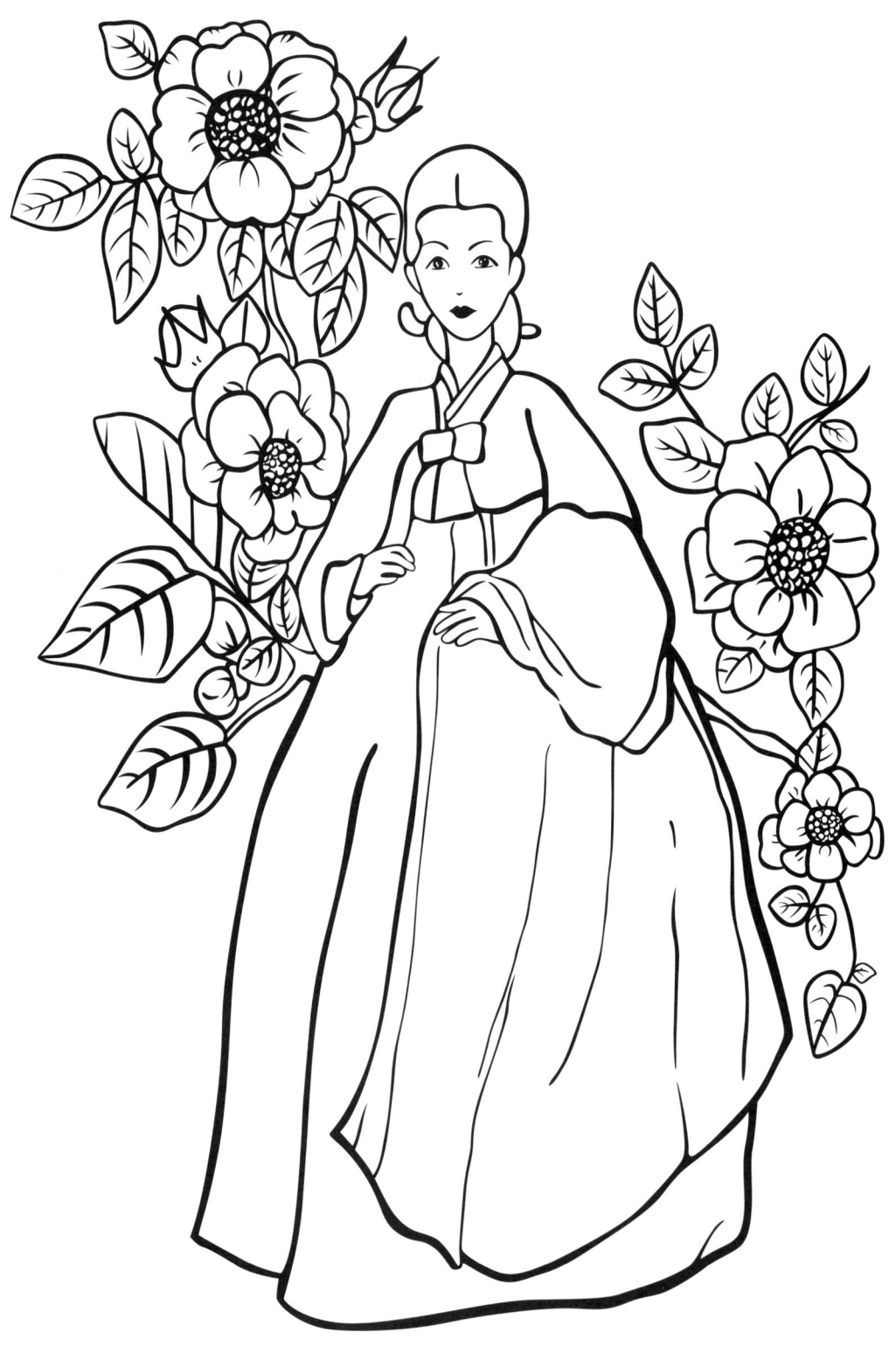

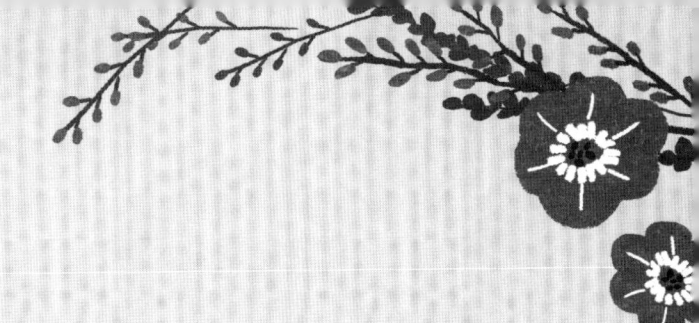

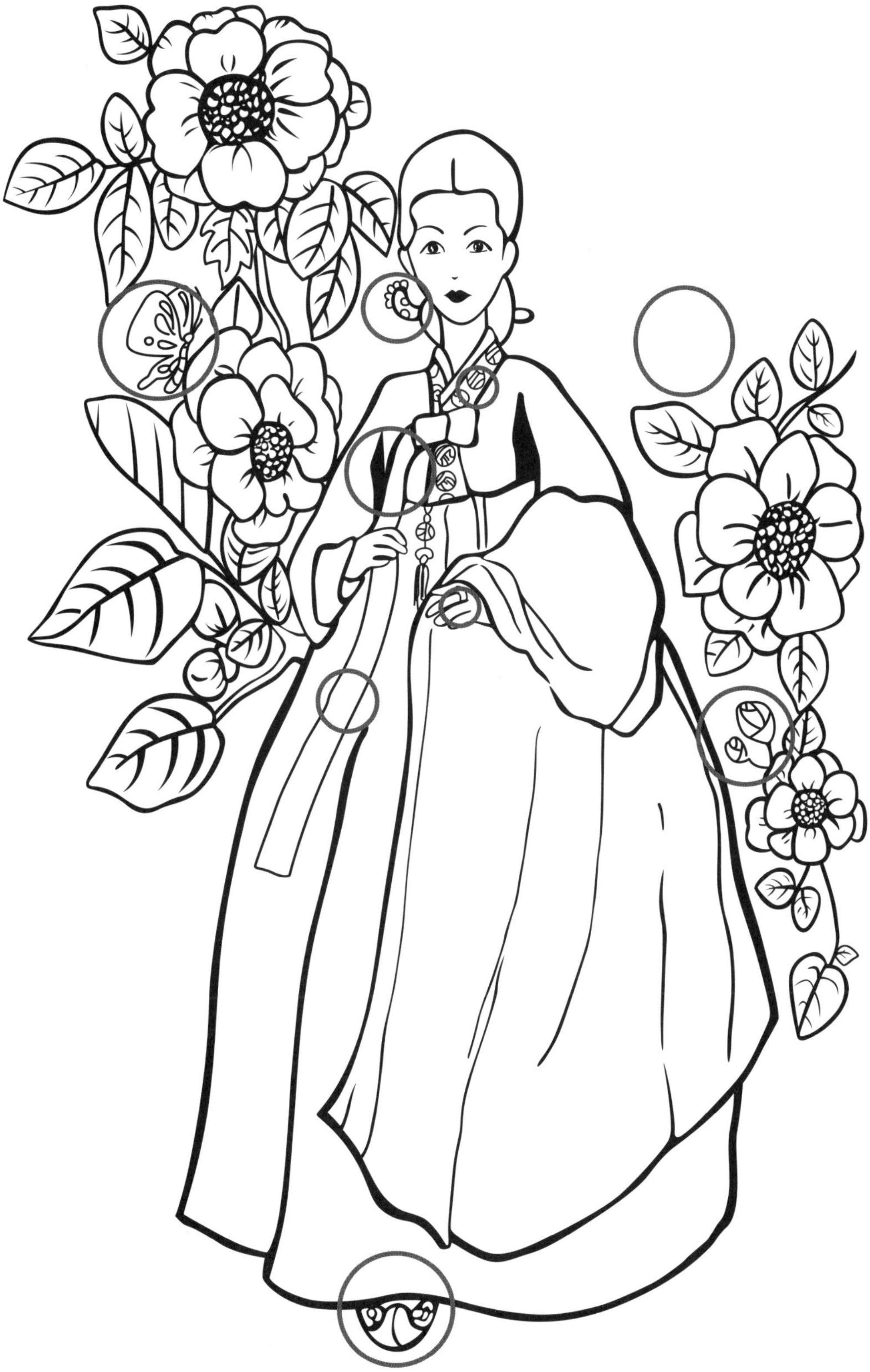

23

틀린 그림 찾기(1)

봄꽃 구경나온 두 여인의 그림을 색칠하면서
틀린 부분 7군데를 찾아 표시해 보세요.

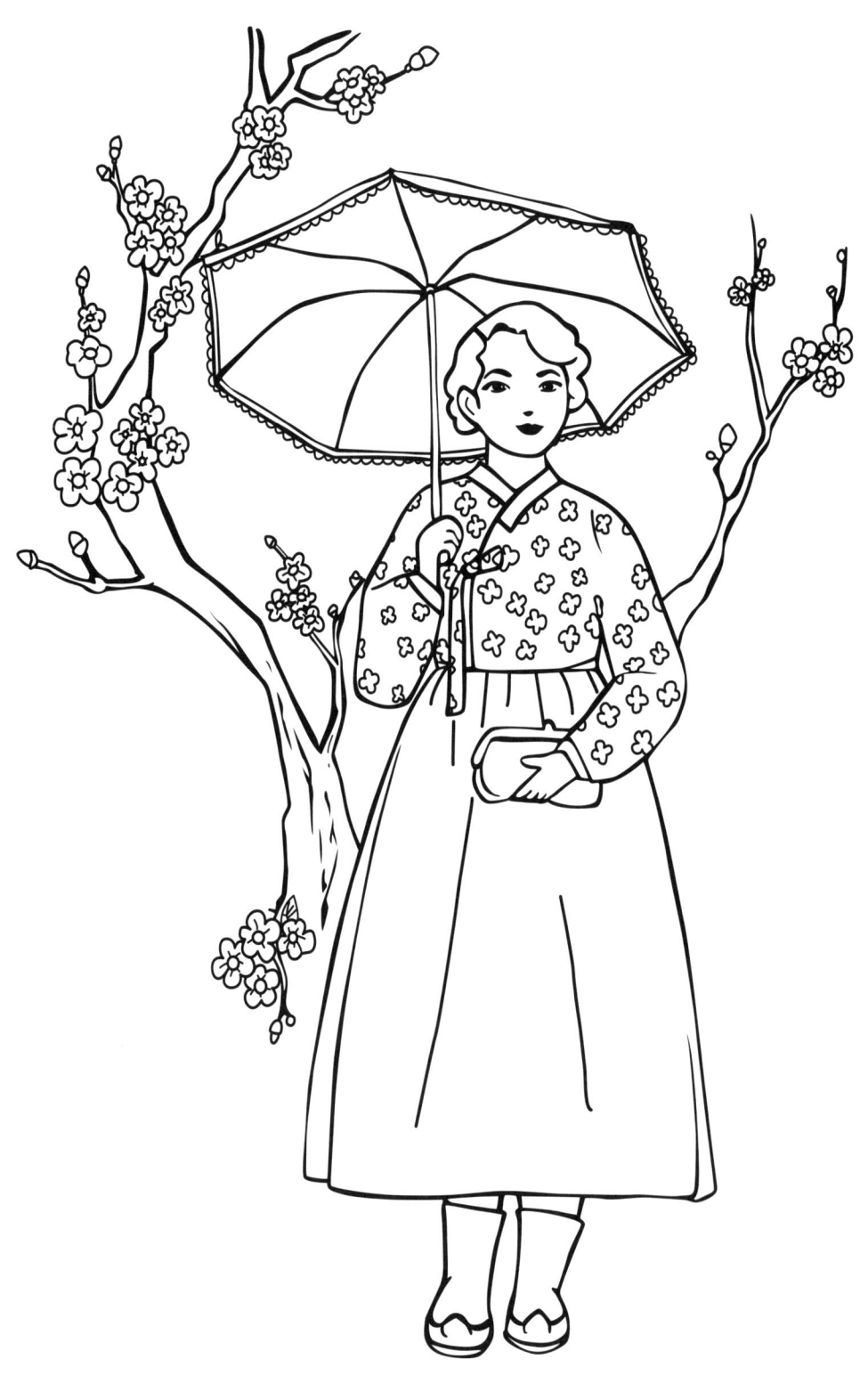

정답은 '**뒷면**'에.

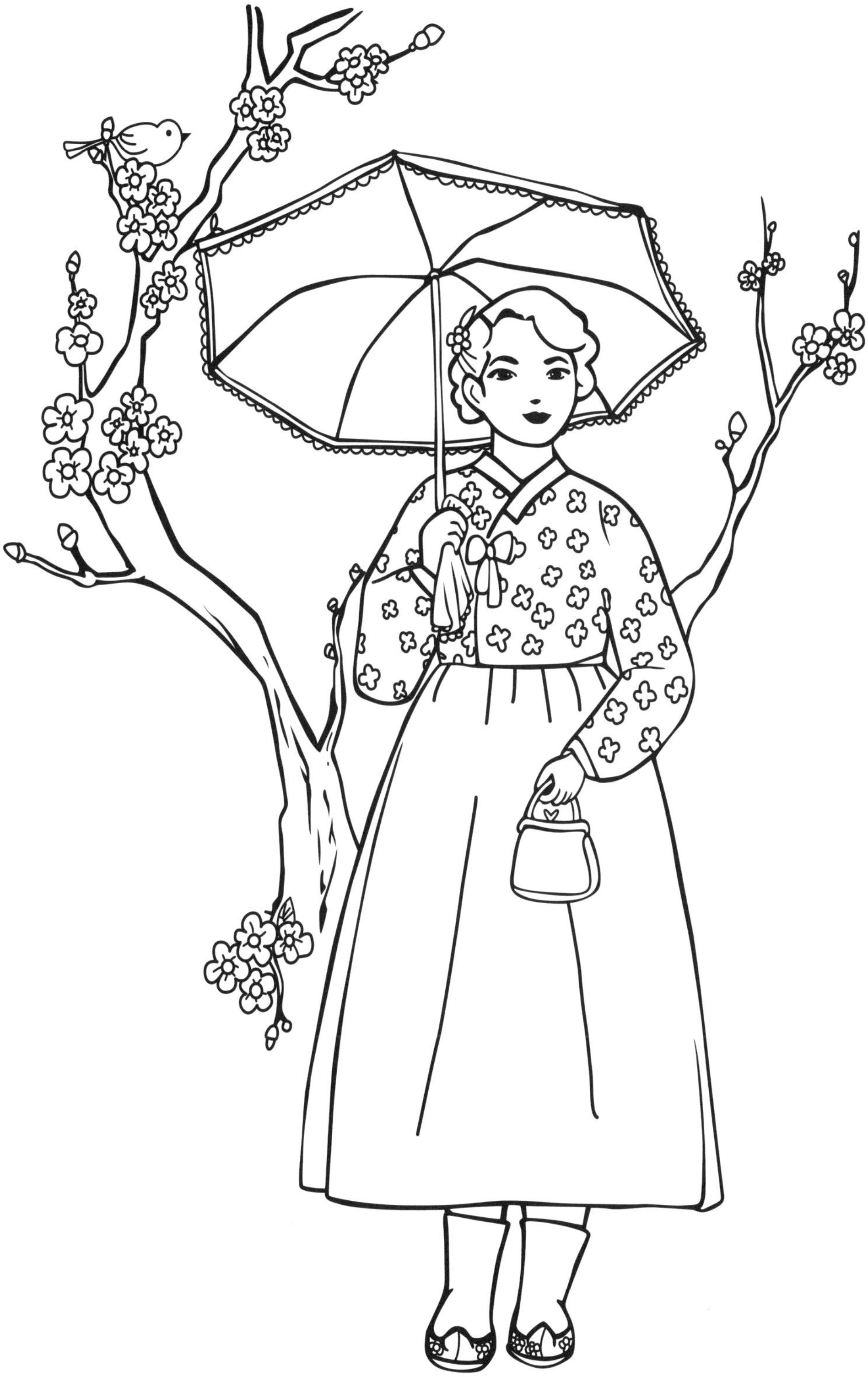

틀린 그림 찾기

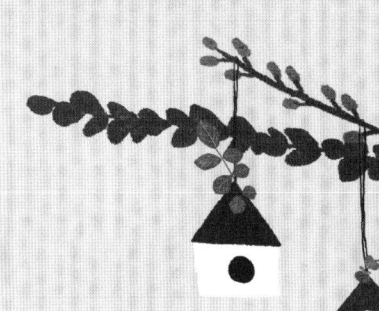

25

틀린 그림 찾기 ⑴

- 정답 -

시니어 엄마의 감성 놀이터

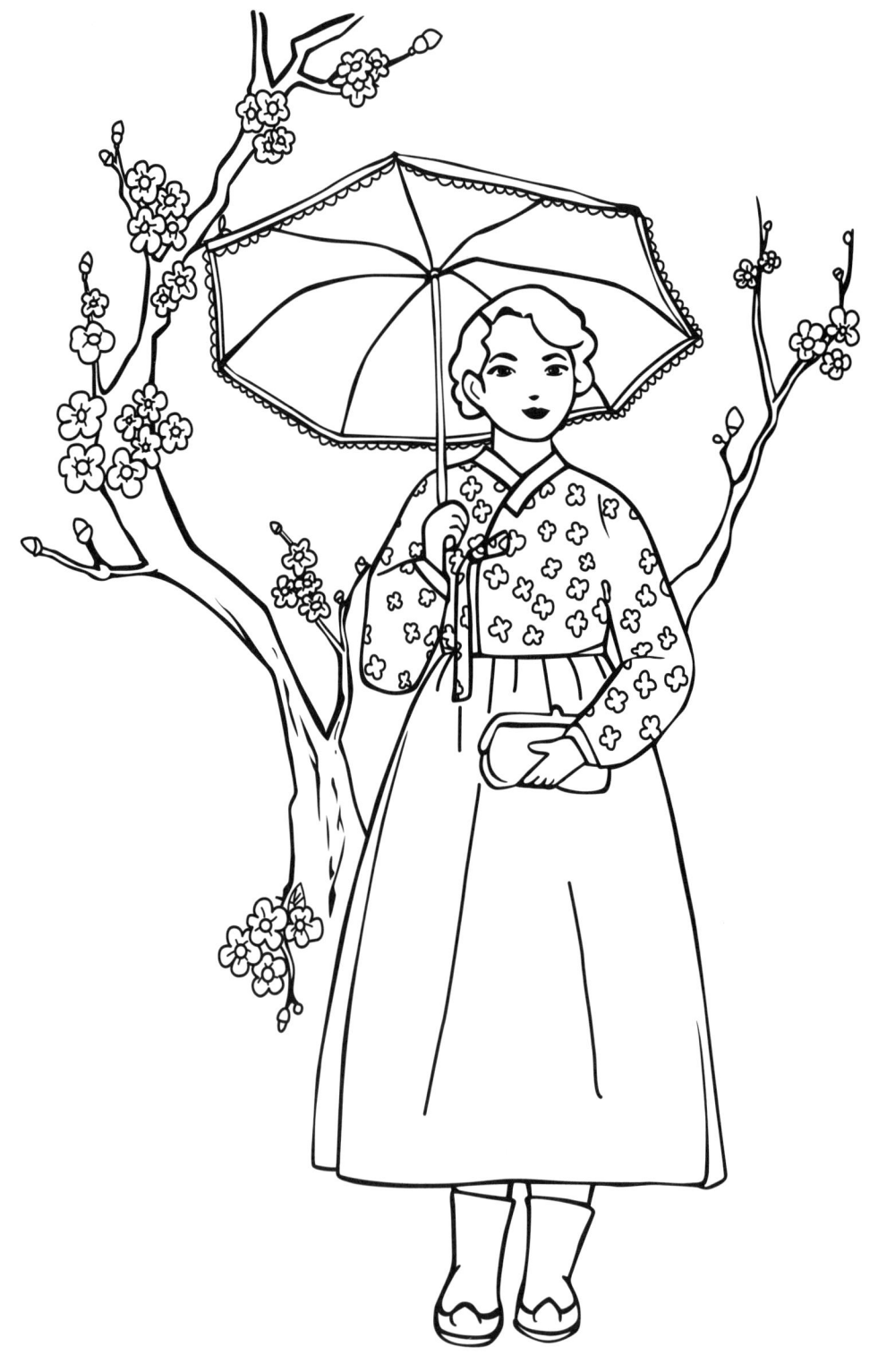

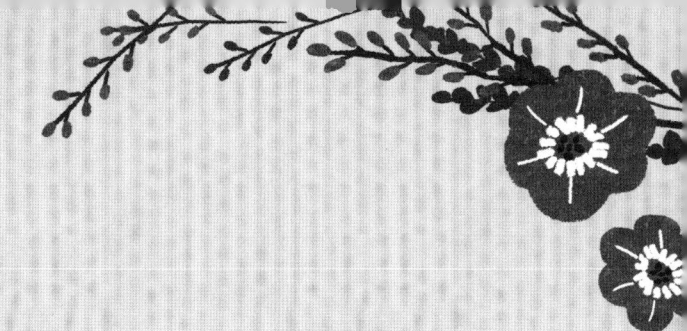

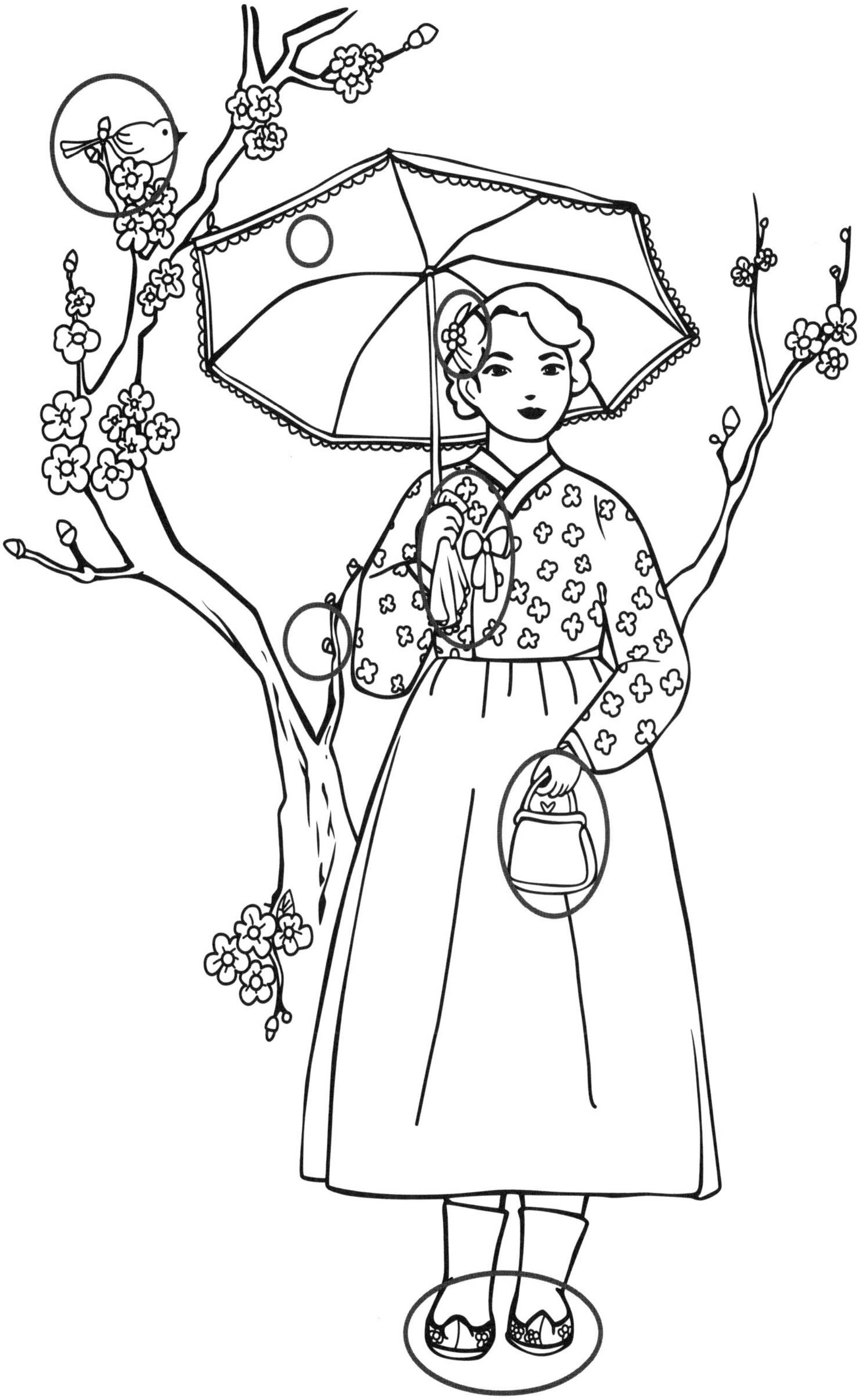

틀린 그림 찾기(1)

두 멋쟁이 서울 아가씨의 그림을 색칠하면서
틀린 부분 9군데를 찾아 표시해 보세요.

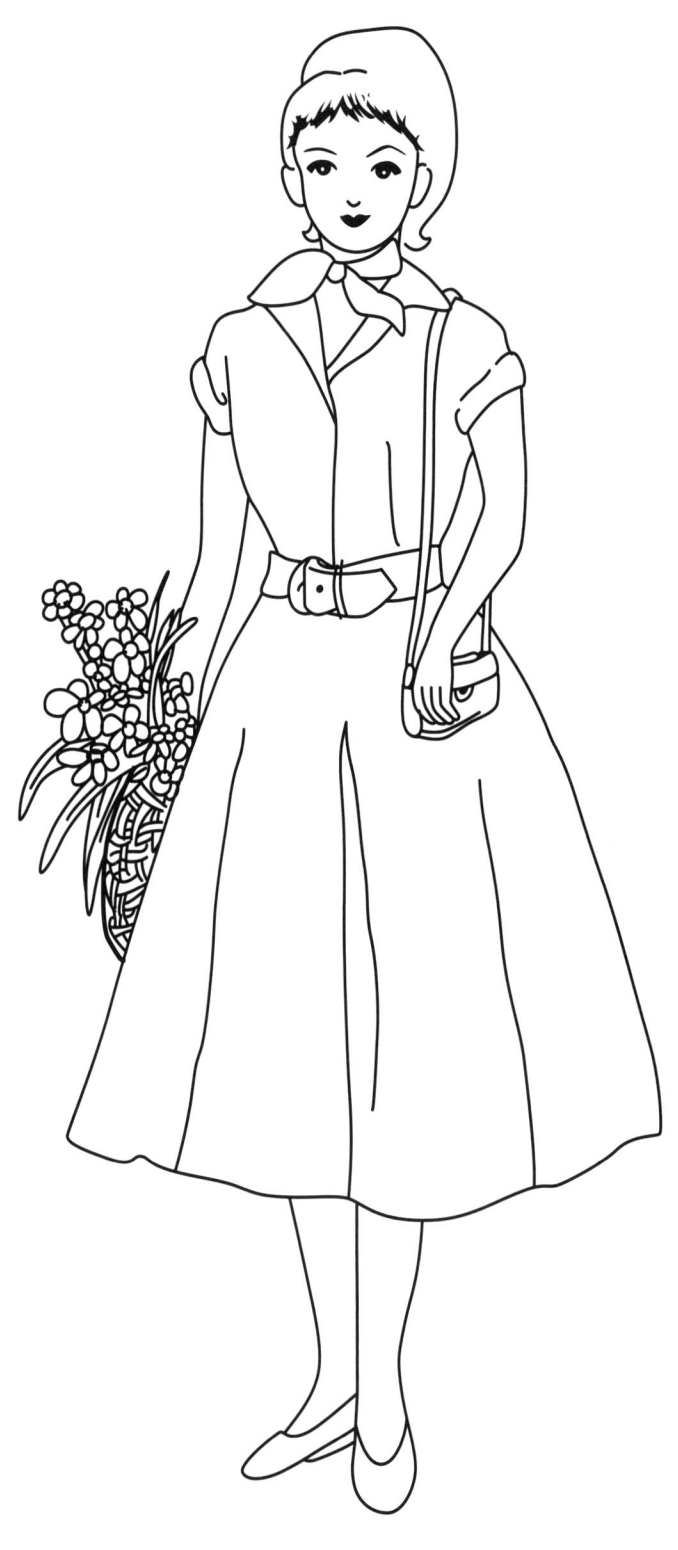

정답은 '**뒷면**'에.
틀린 그림 찾기

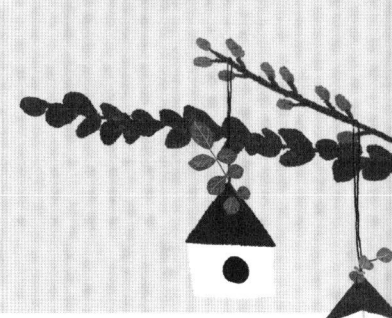

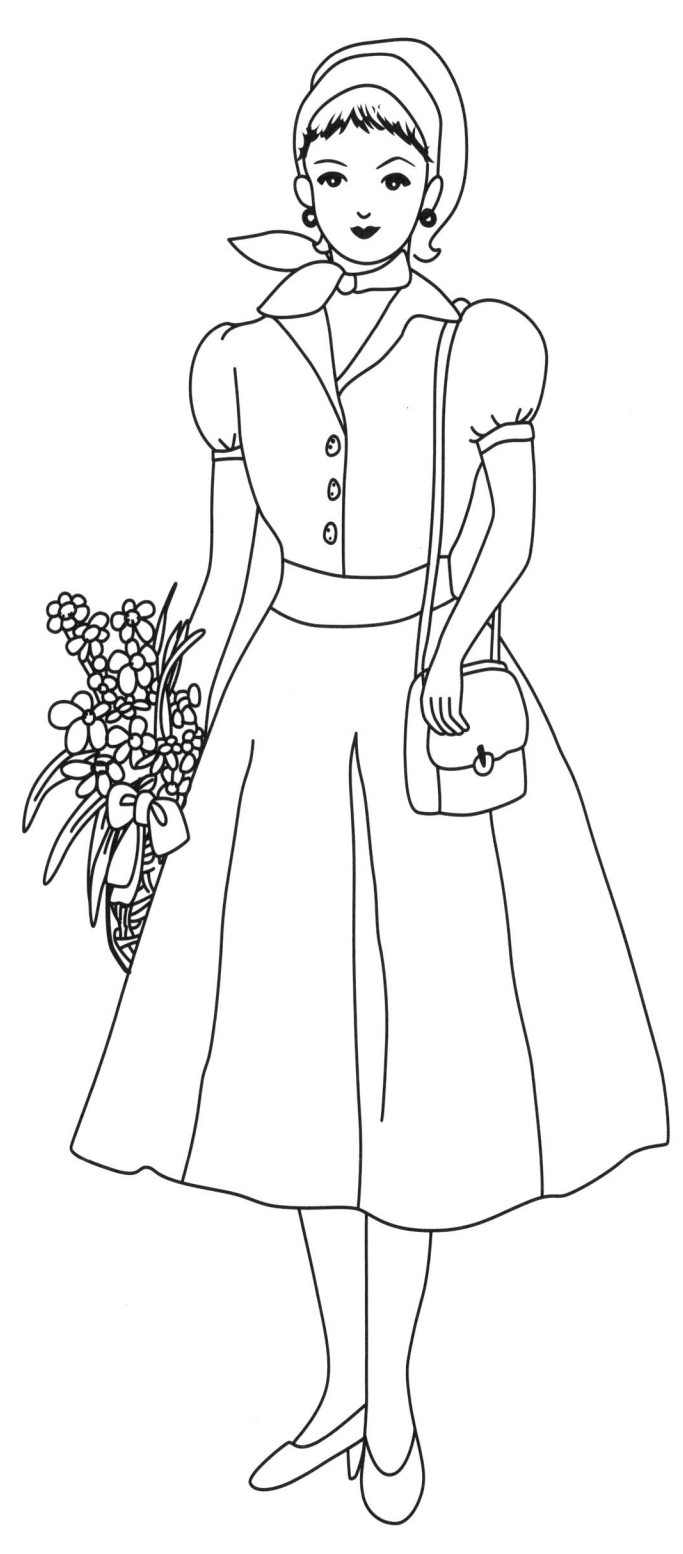

틀린 그림 찾기(1)

- 정답 -

시니어 엄마의 감성 놀이터

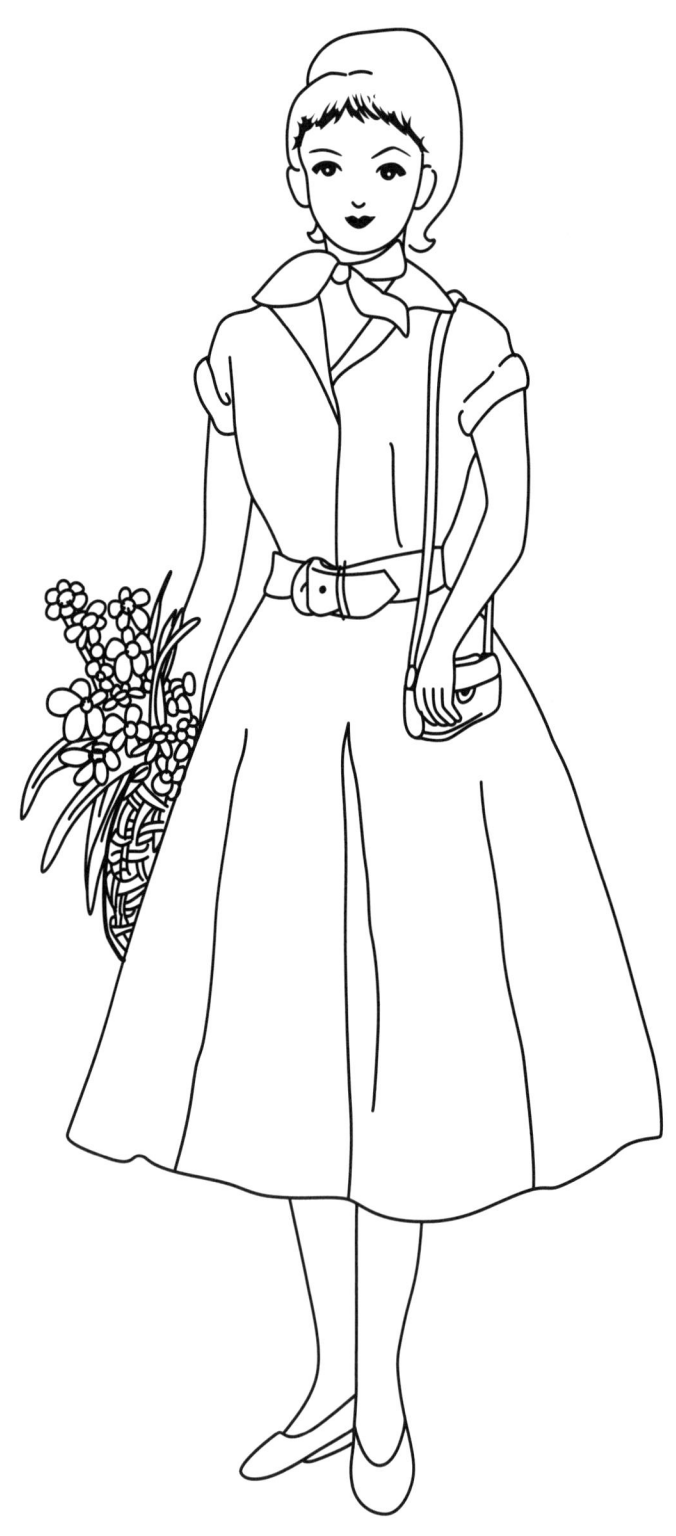

30

시니어 엄마의 감성 놀이터

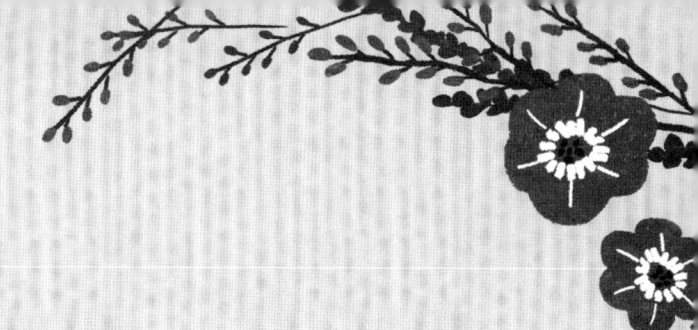
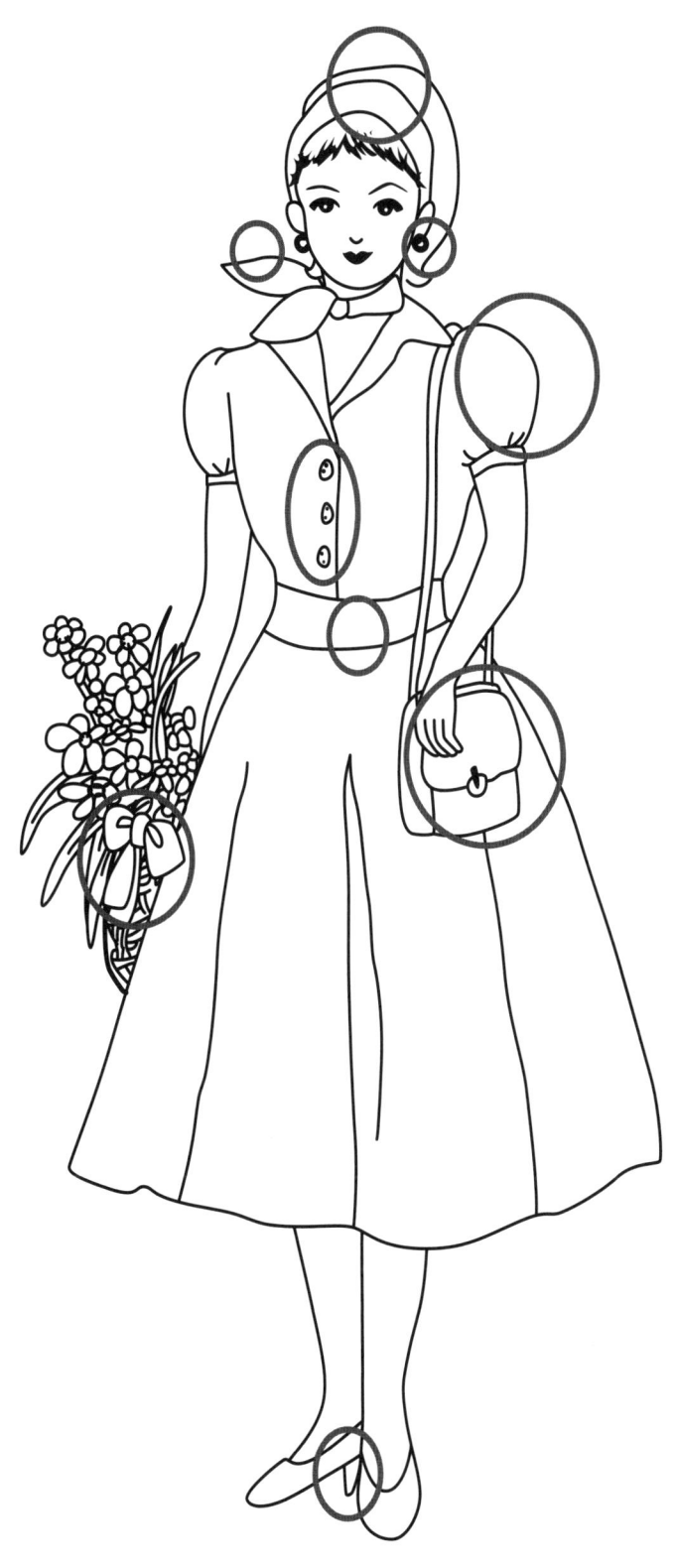

31
틀린 그림 찾기(1)

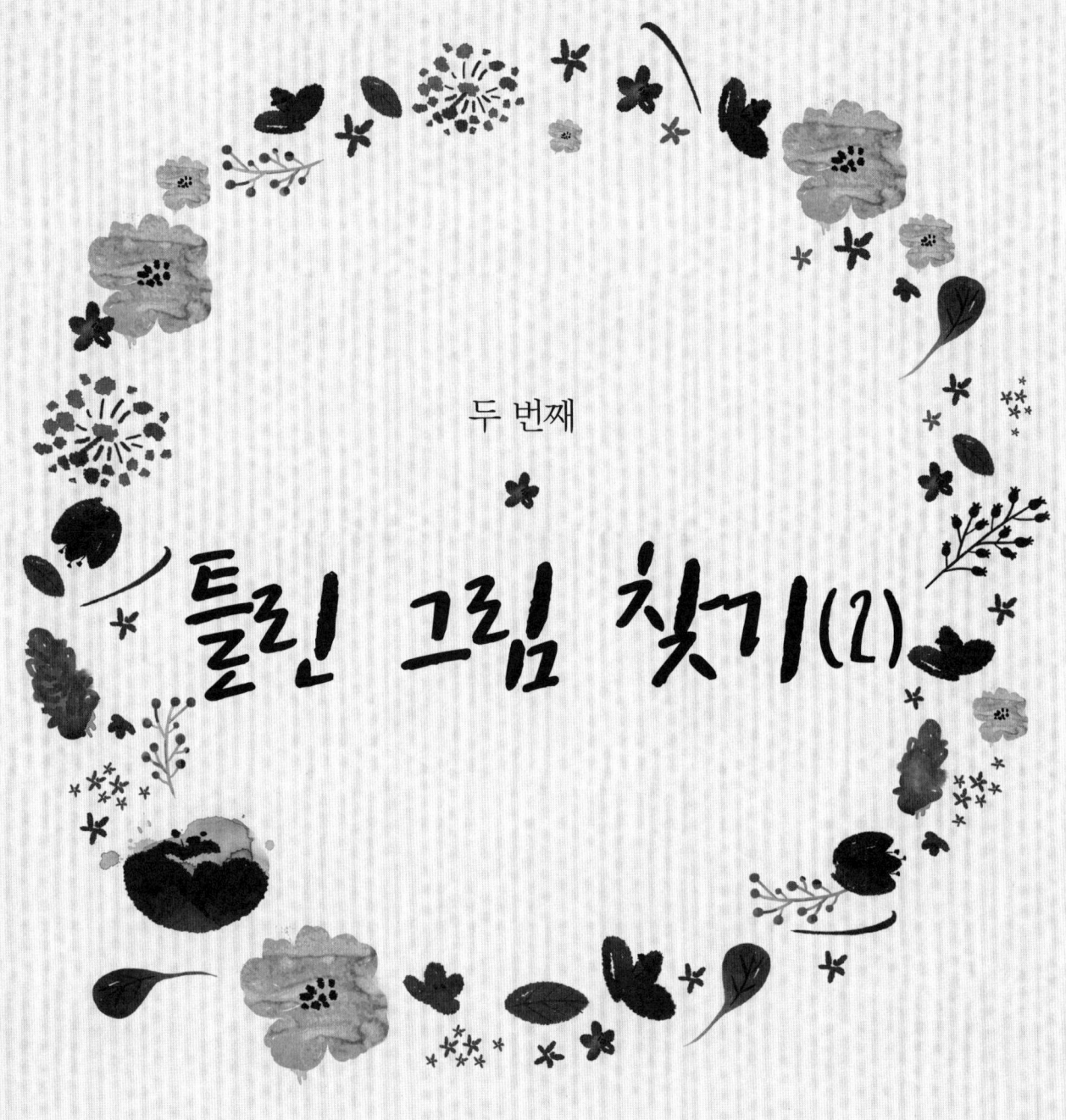

두 번째

틀린 그림 찾기(2)

힘들고 바쁜 삶 속에서 함께 희노애락을 나누던 이웃들의 모습은 이제 정겨운 옛 추억으로 남았습니다. 그리운 옛 동네 풍경을 떠올려보면서 두 그림을 비교해 다른 곳을 찾아보세요.

고향 어머니와 장독대의 그림에서
틀린 부분 8군데를 찾아 표시해 보세요.
정답은 '**바로 뒷면**'에.

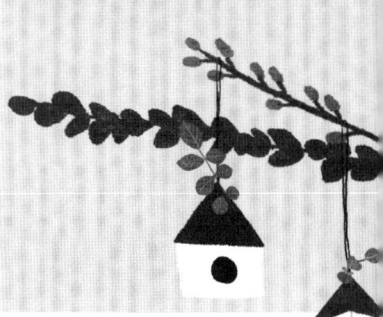

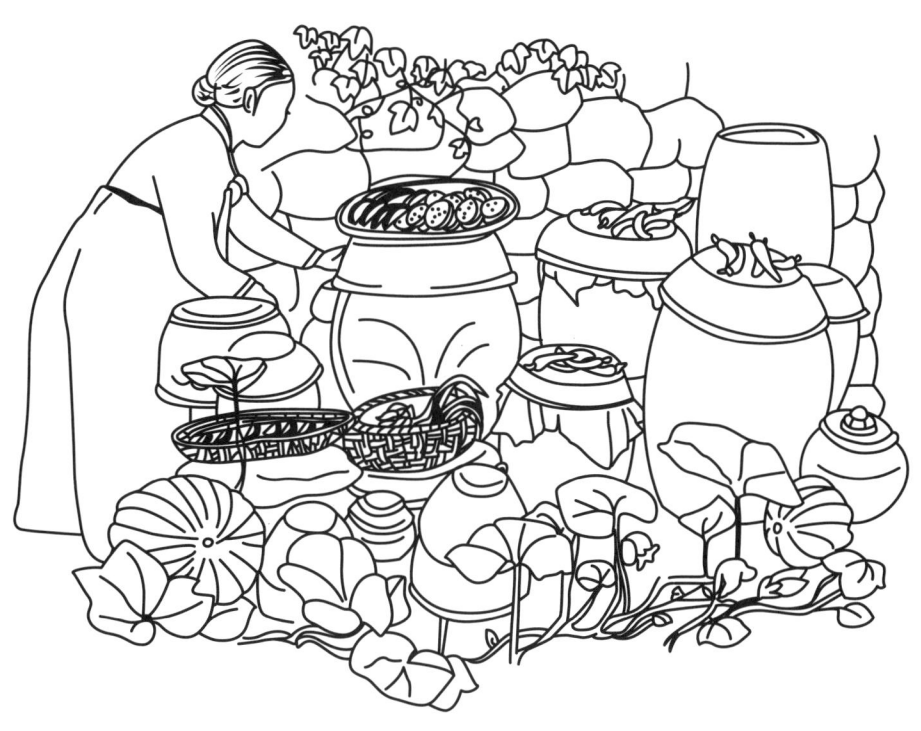

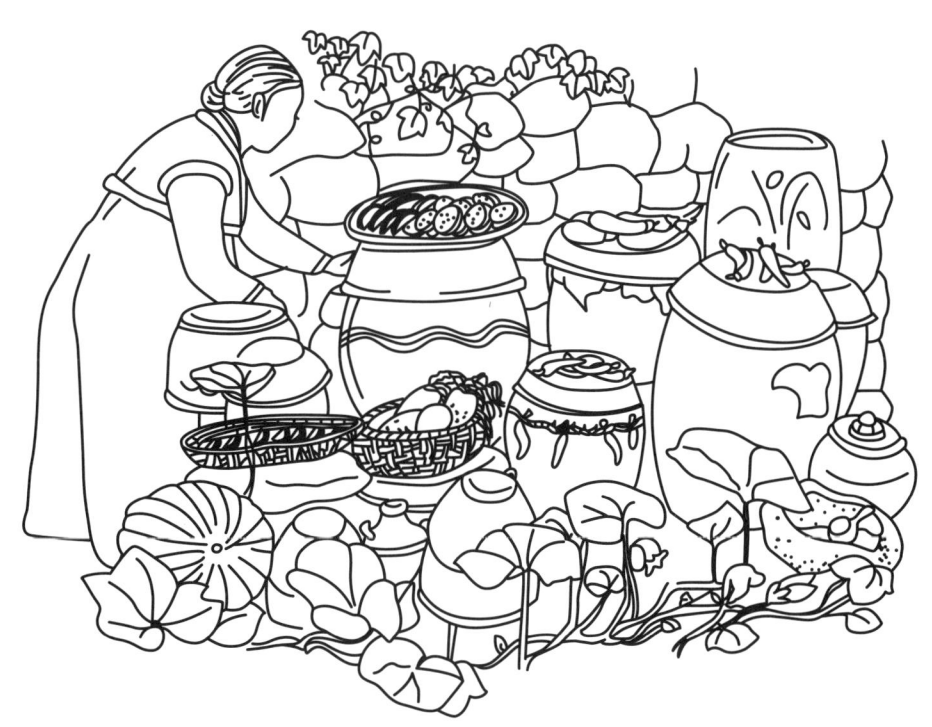

틀린 그림 찾기(2)

- 정답 -

시니어 엄마의 감성 놀이터

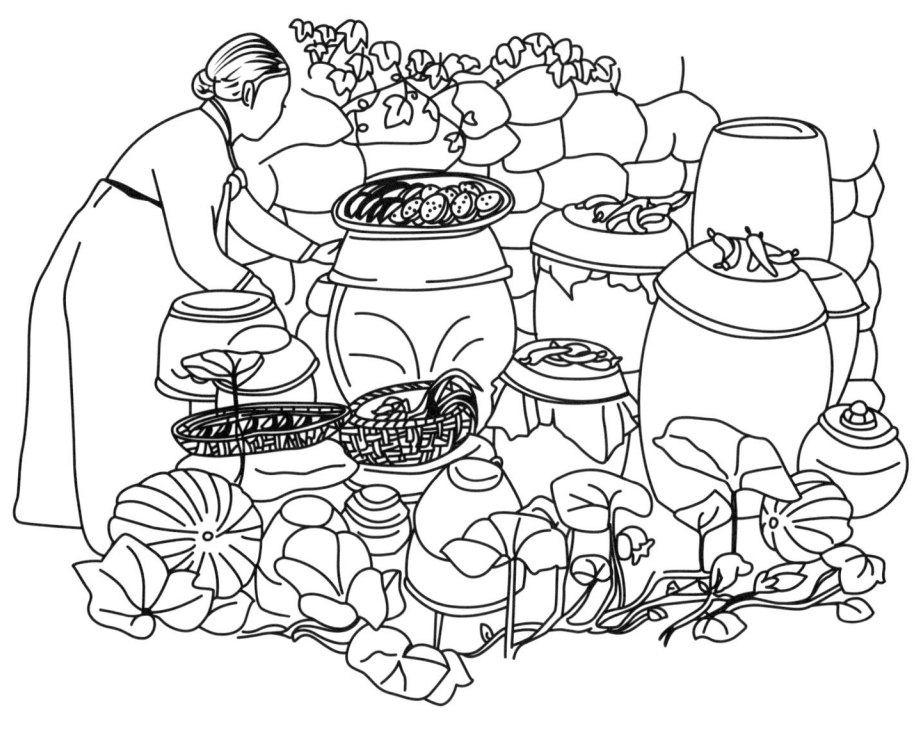

34

시니어 엄마의 감성 놀이터

정겨운 빨래터 그림에서
틀린 부분 9군데를 찾아 표시해 보세요.
정답은 '<u>바로 뒷면</u>'에.

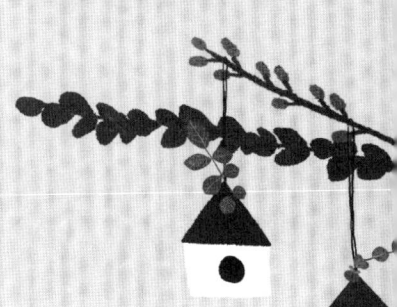

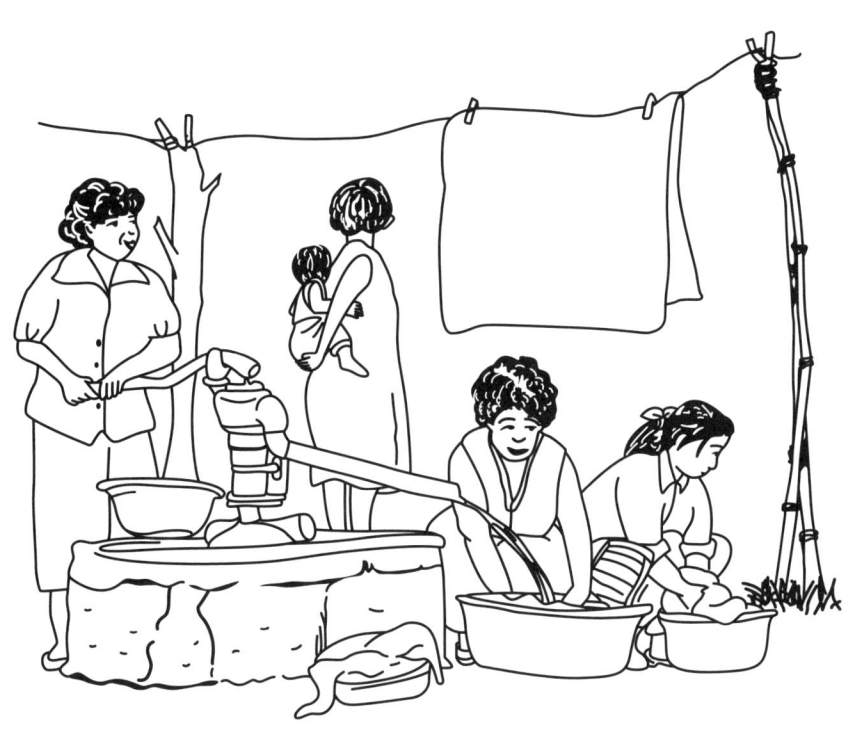

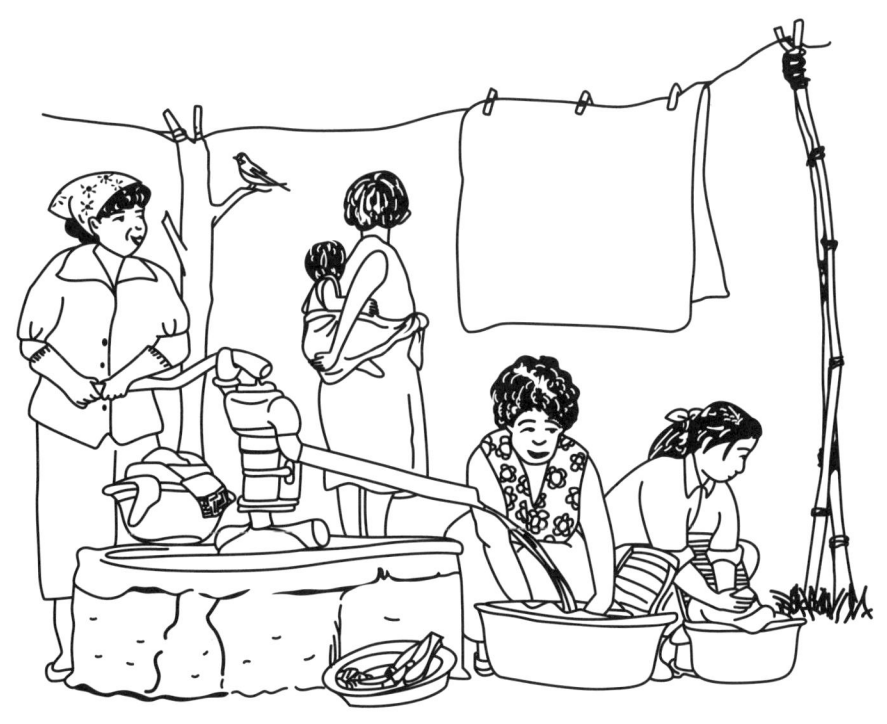

틀린 그림 찾기(2)

- 정답 -

시니어 엄마의 감성 놀이터

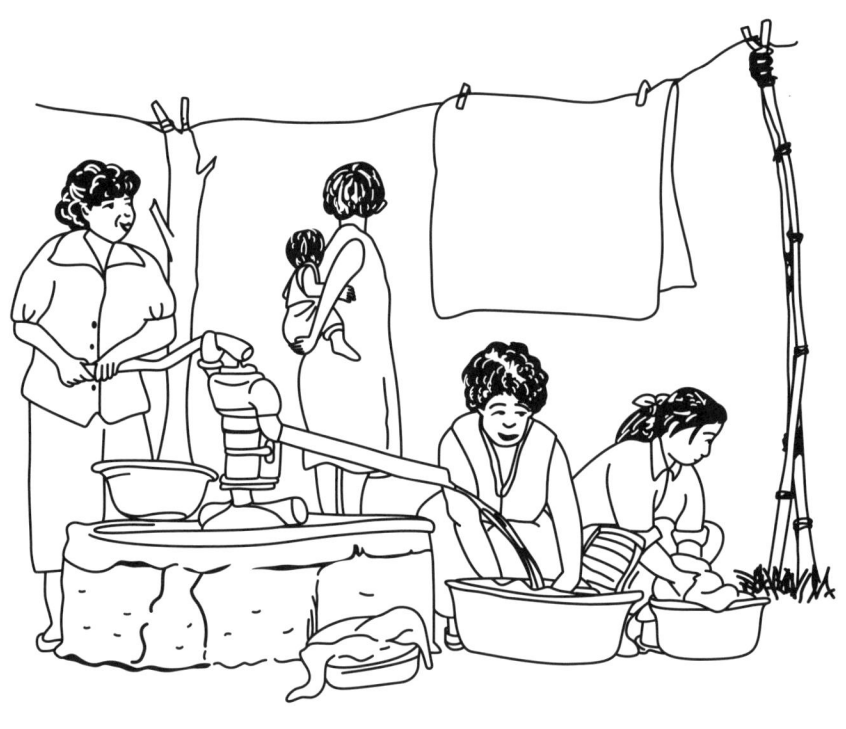

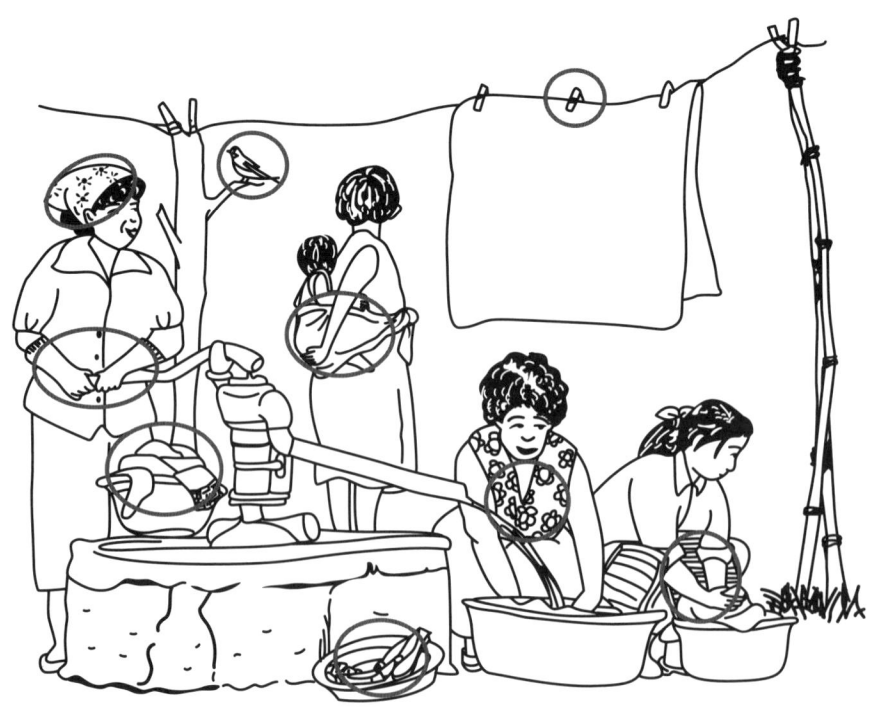

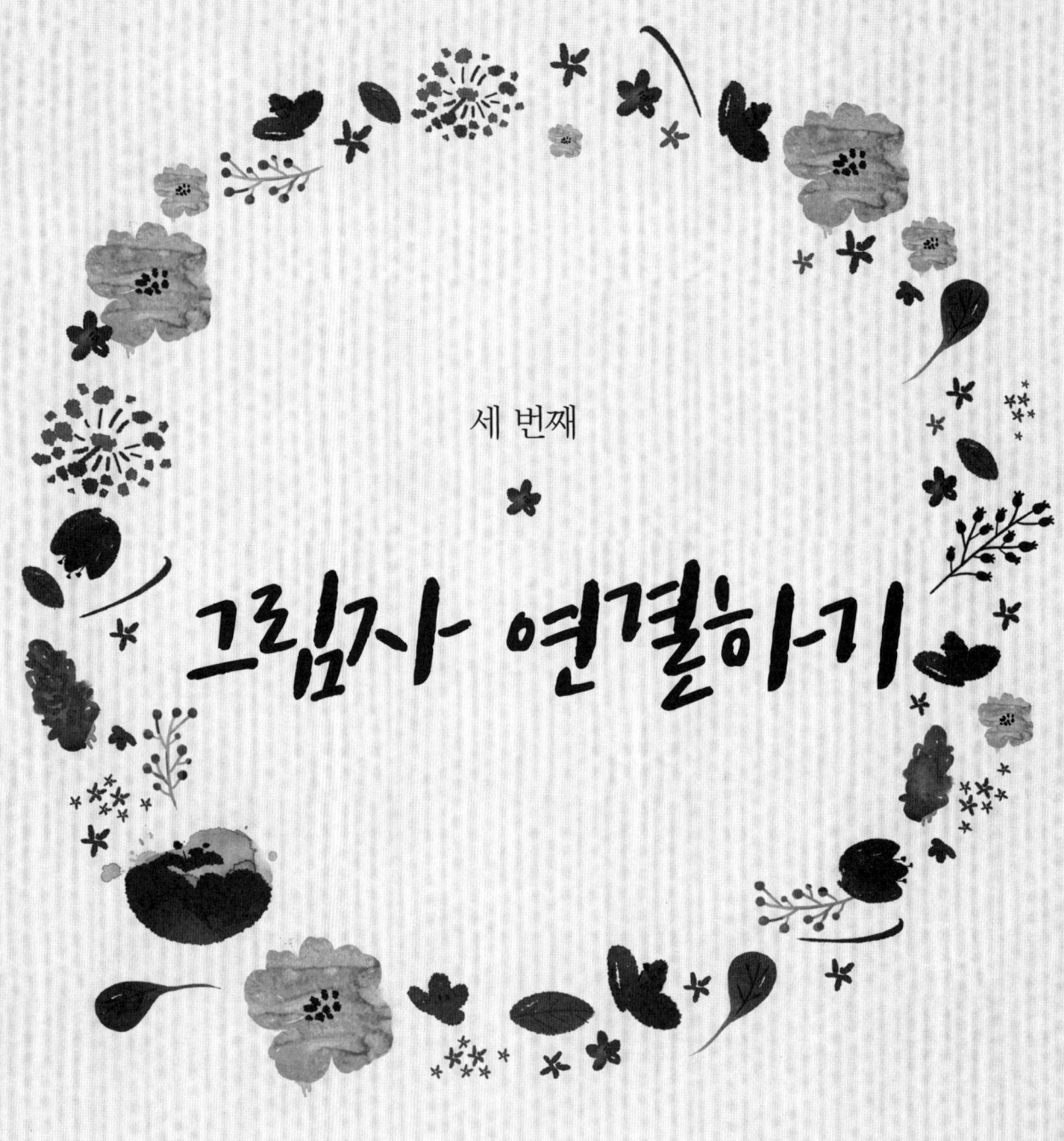

세 번째

그림자 연결하기

옛 물건들을 들여다보면 그 시절에 있었던 즐거운 추억들이 떠오릅니다.
지난 삶의 흔적이 담긴 물건들을 만나 보세요.

선을 따라가며
같은 형태의 항아리끼리 연결해 보세요.

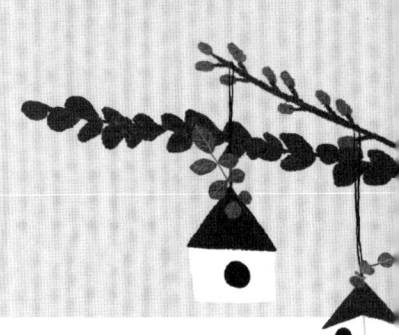

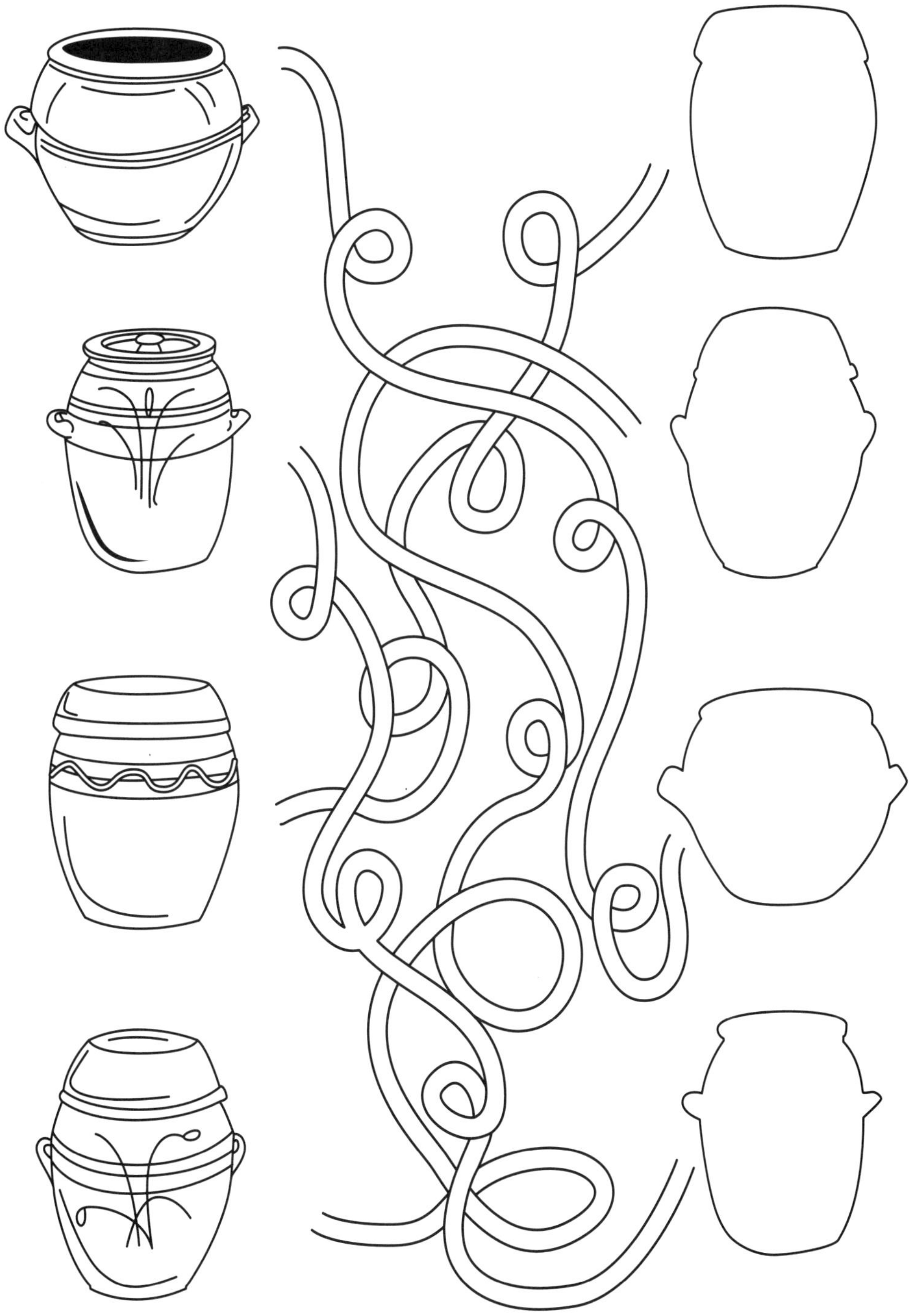

그림자 연결하기

- 정답 -

시니어 엄마의 감성 놀이터

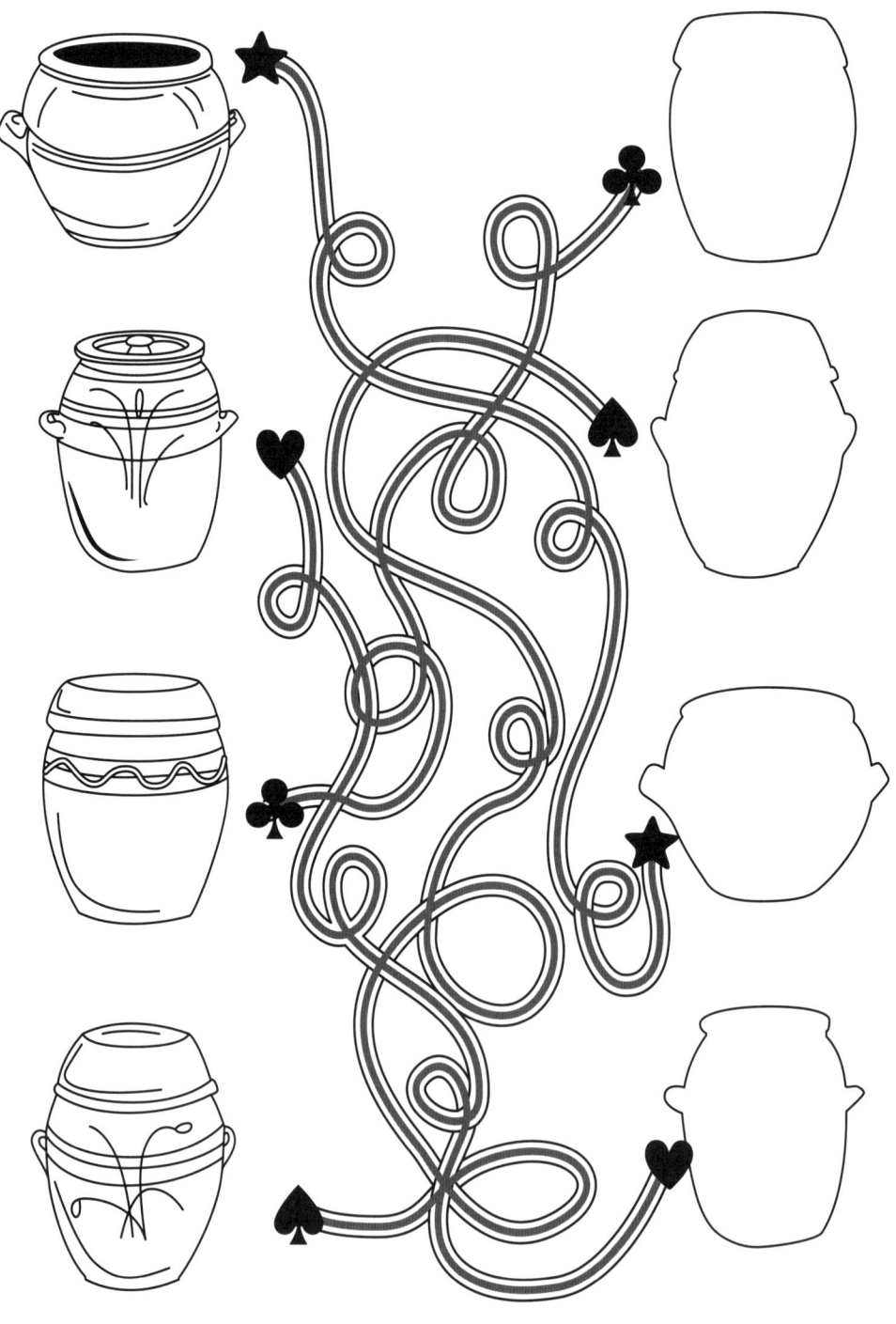

40

시니어 엄마의 감성 놀이터

선을 따라가며
같은 형태의 전화기끼리 연결해 보세요.

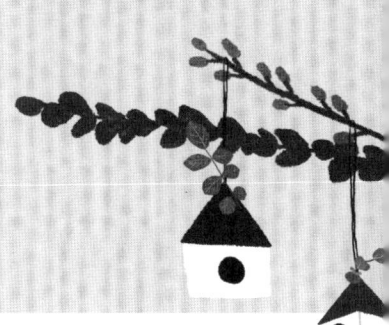

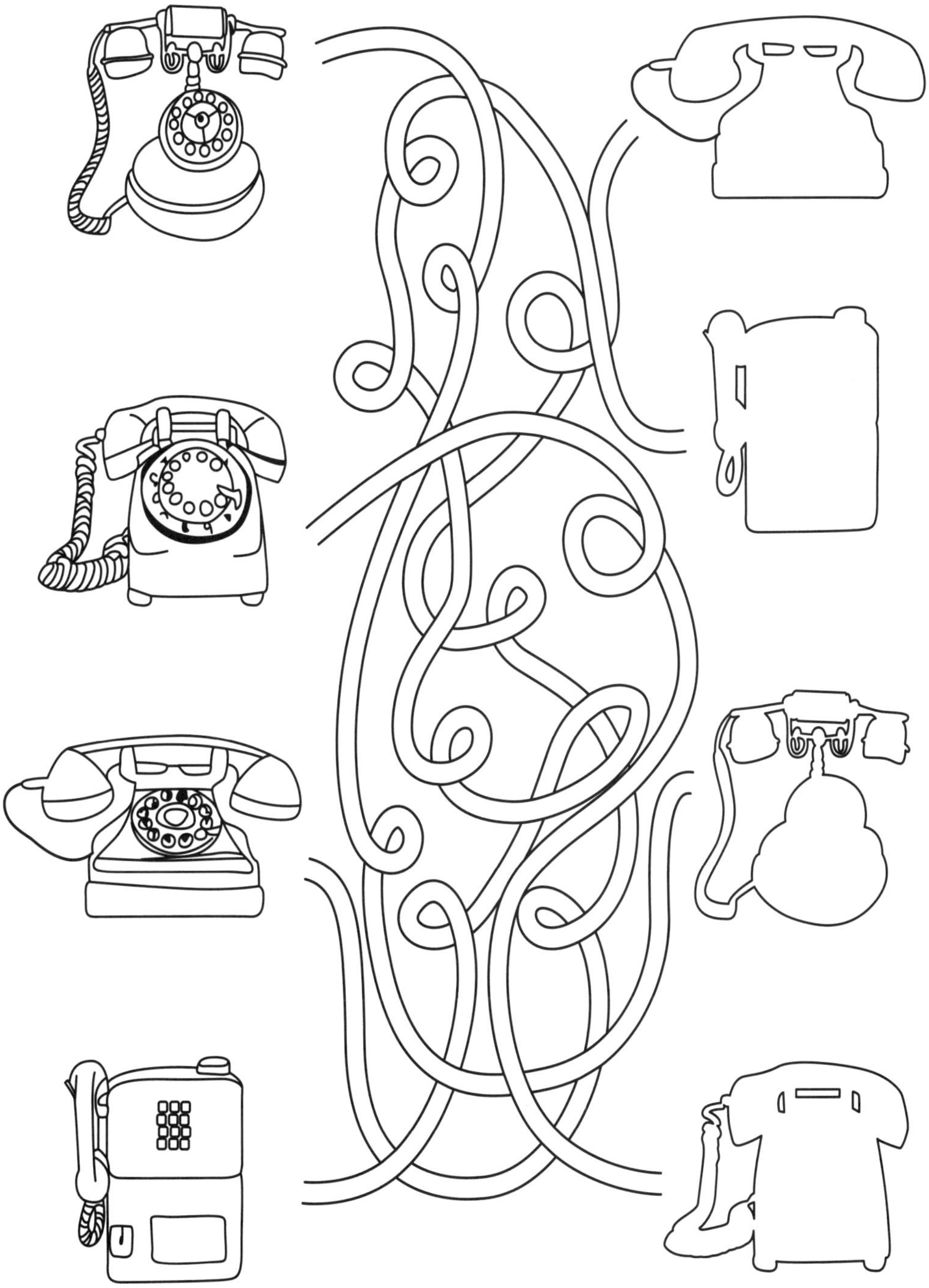

− 정답 −

시니어 엄마의 감성 놀이터

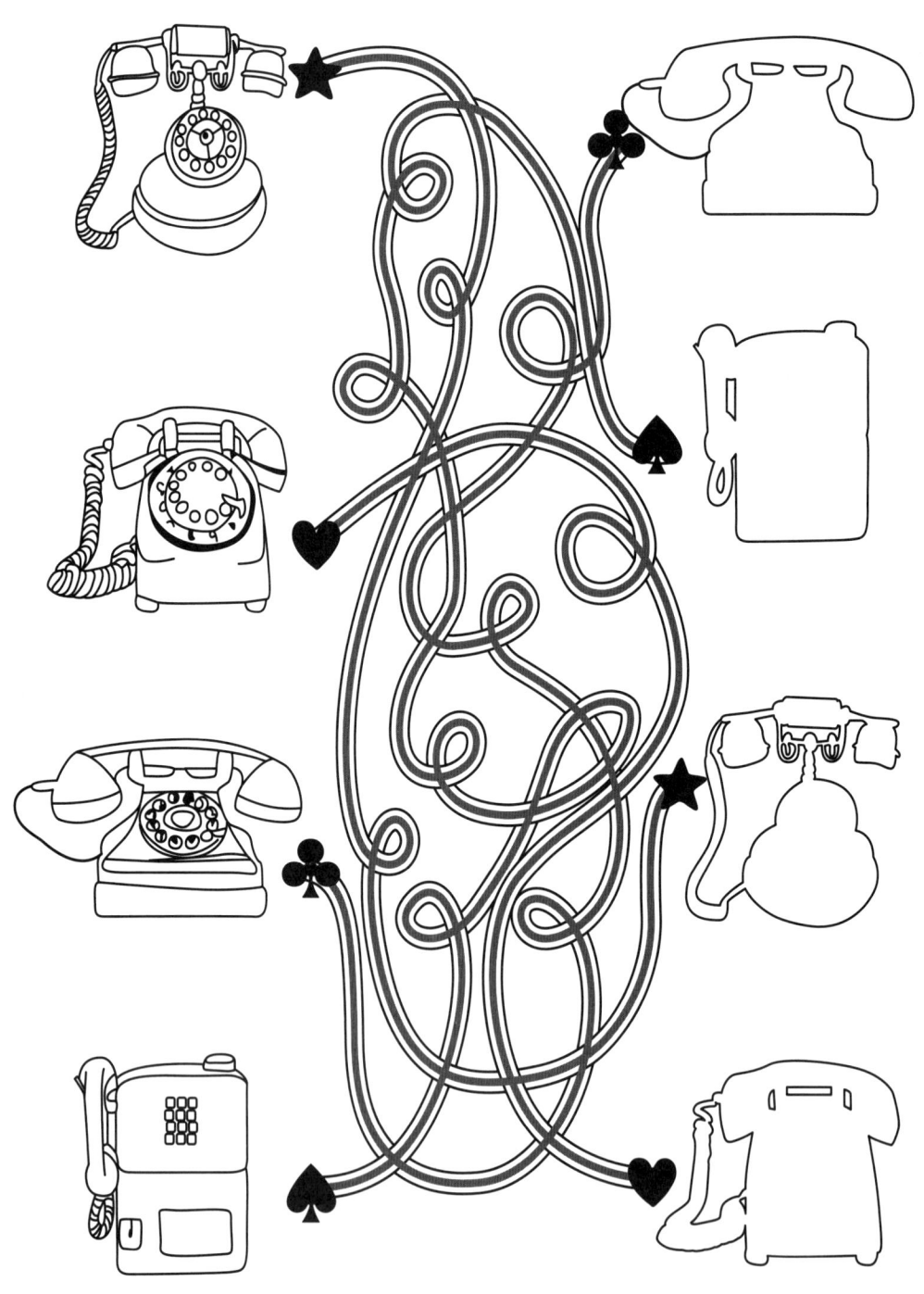

선을 따라가며
같은 형태의 오래된 재봉틀끼리 연결해 보세요.

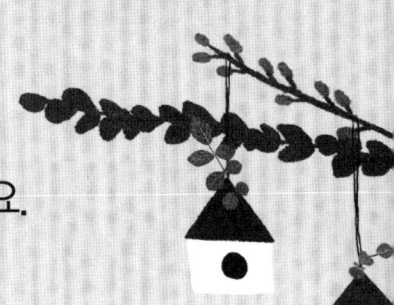

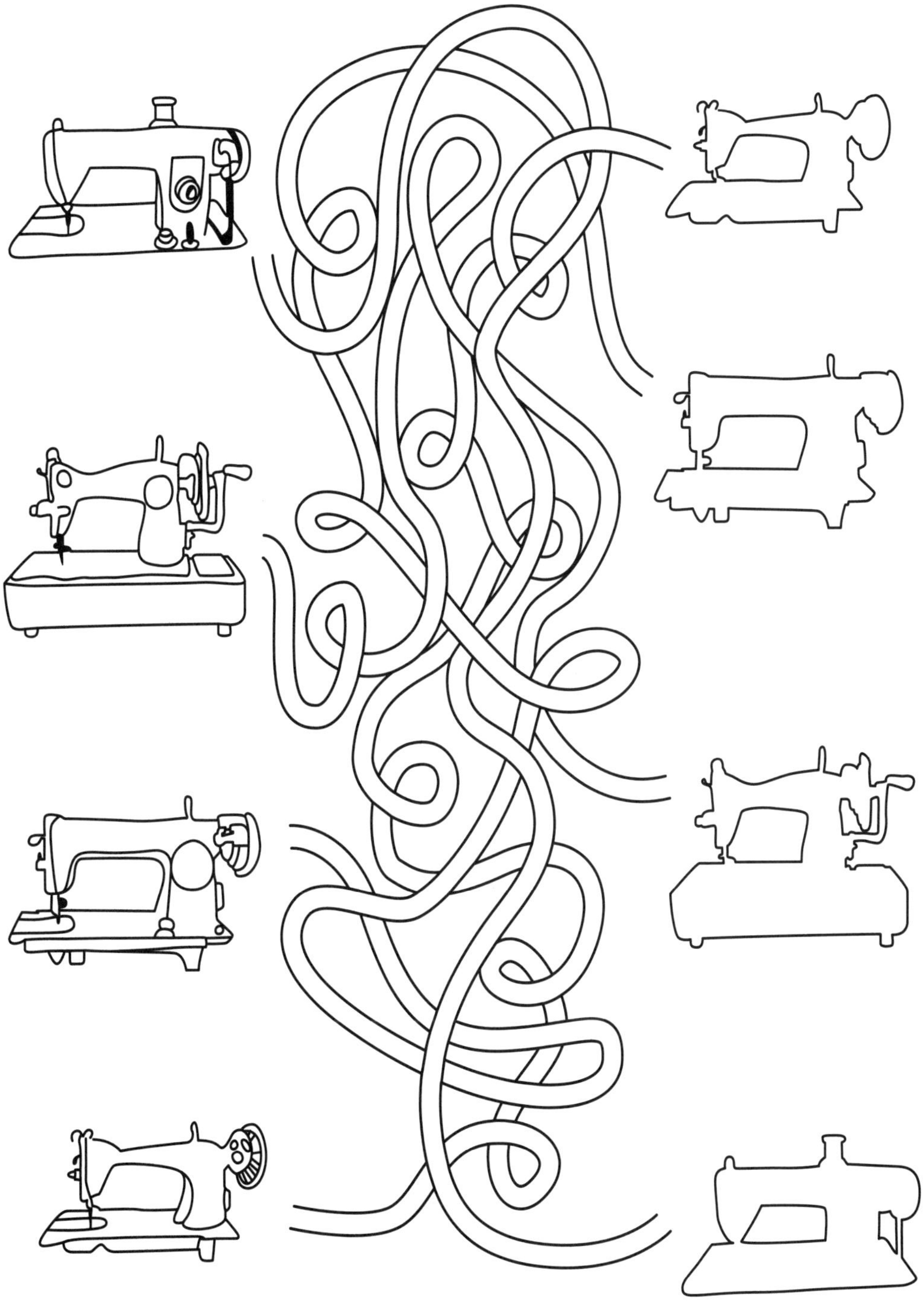

– 정답 –

시니어 엄마의 감성 놀이터

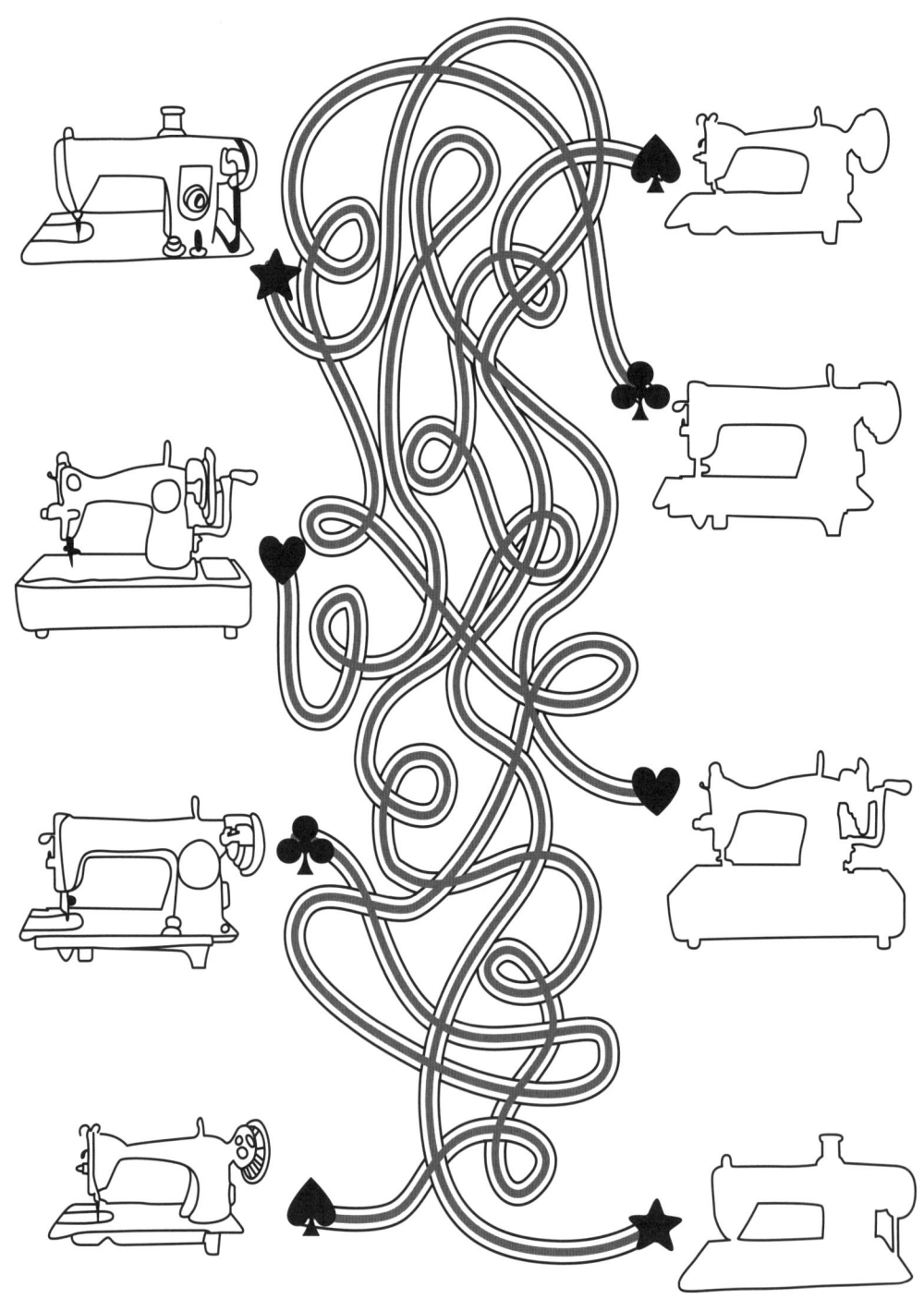

44

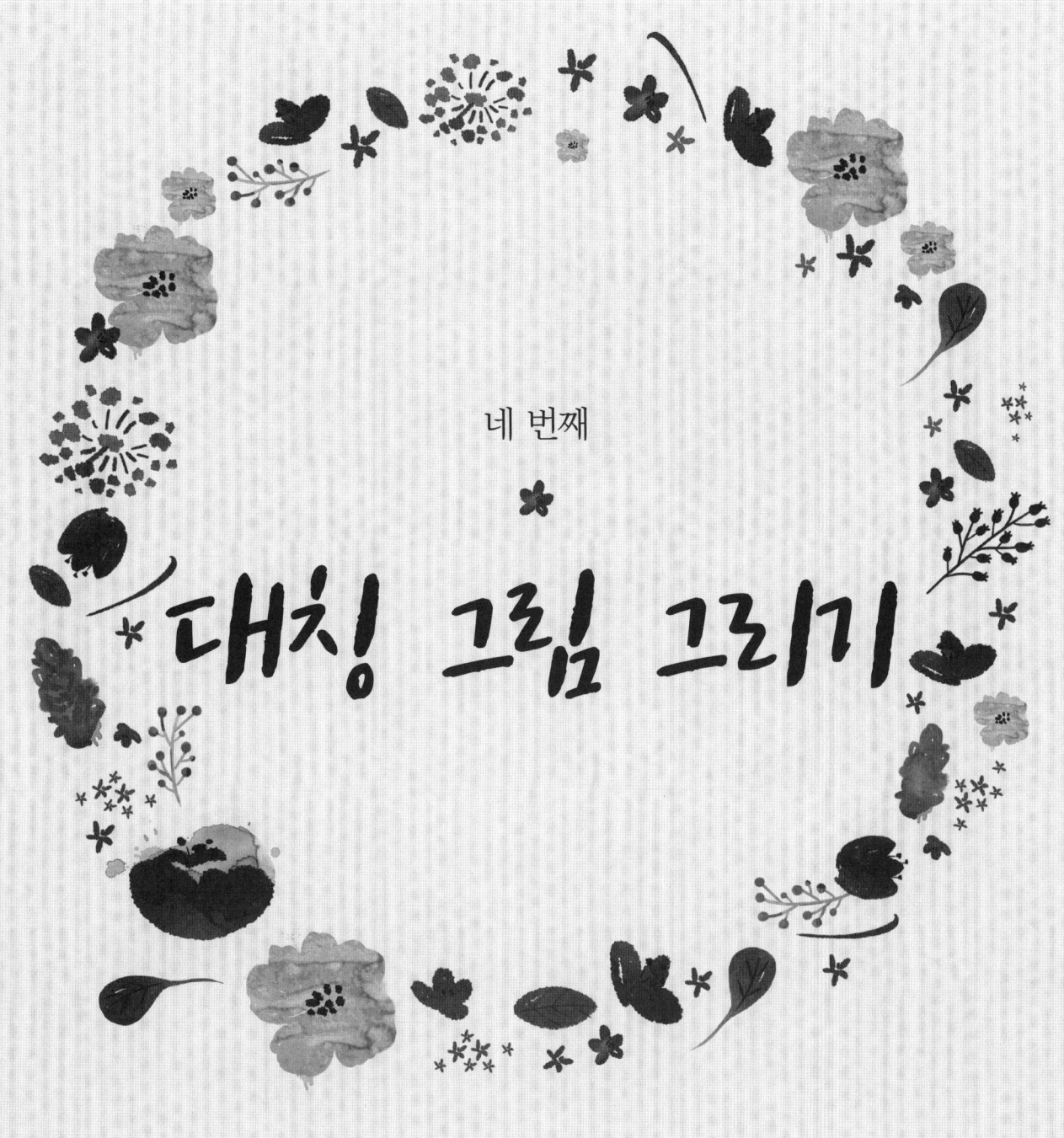

네 번째
대칭 그림 그리기

어느 집에서나 텔레비전 위를 떡하니 차지하고 있던 못난이 삼형제를 기억하시죠. 눈물 많고 웃음 많던 그 시절 자식들의 얼굴도 함께 떠오르실 거예요.

왼쪽에 그려진 못난이 그림을 보면서
반대쪽에도 같은 얼굴을 그려서 완성해 보세요.

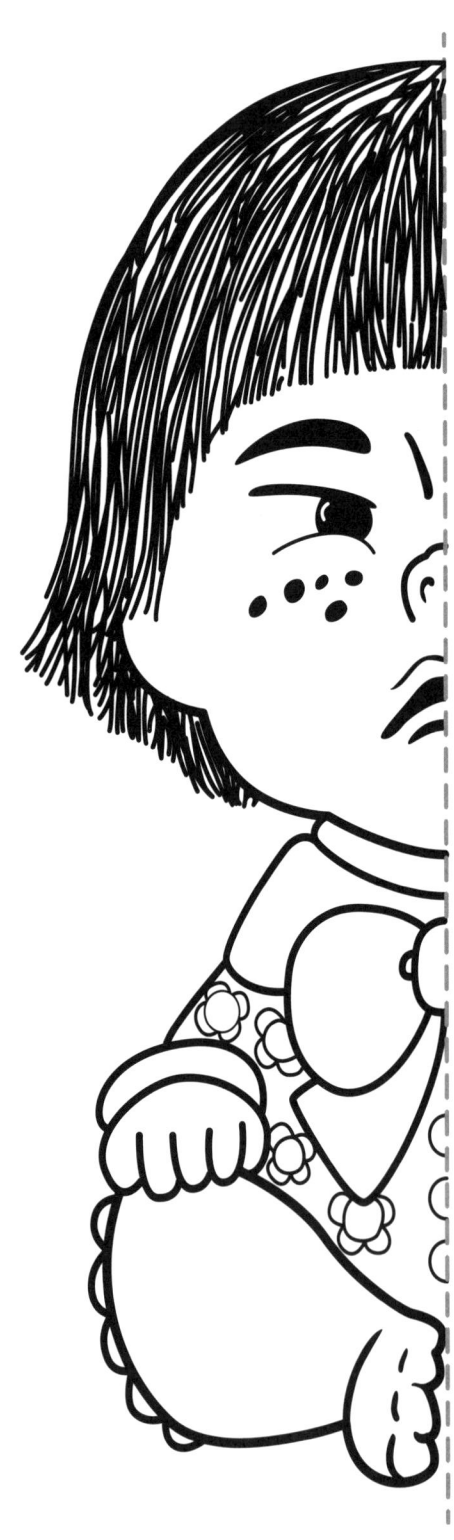

— 정답 —

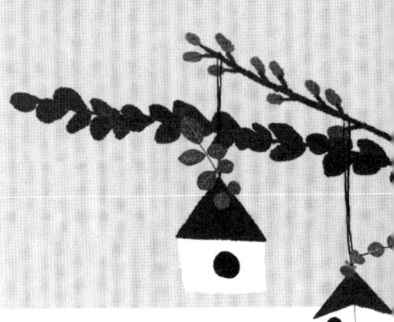

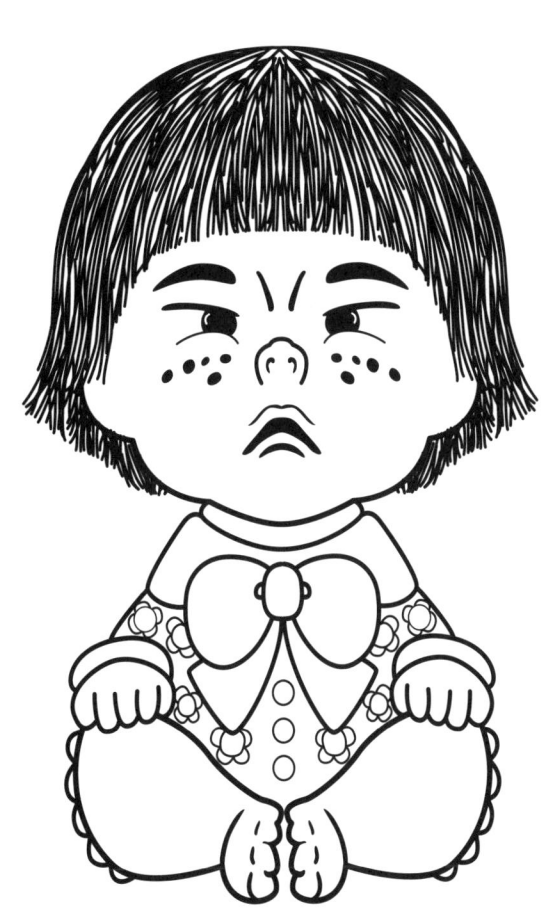

47

대칭 그림 그리기

왼쪽에 그려진 못난이 그림을 보면서
반대쪽에도 같은 얼굴을 그려서 완성해 보세요.

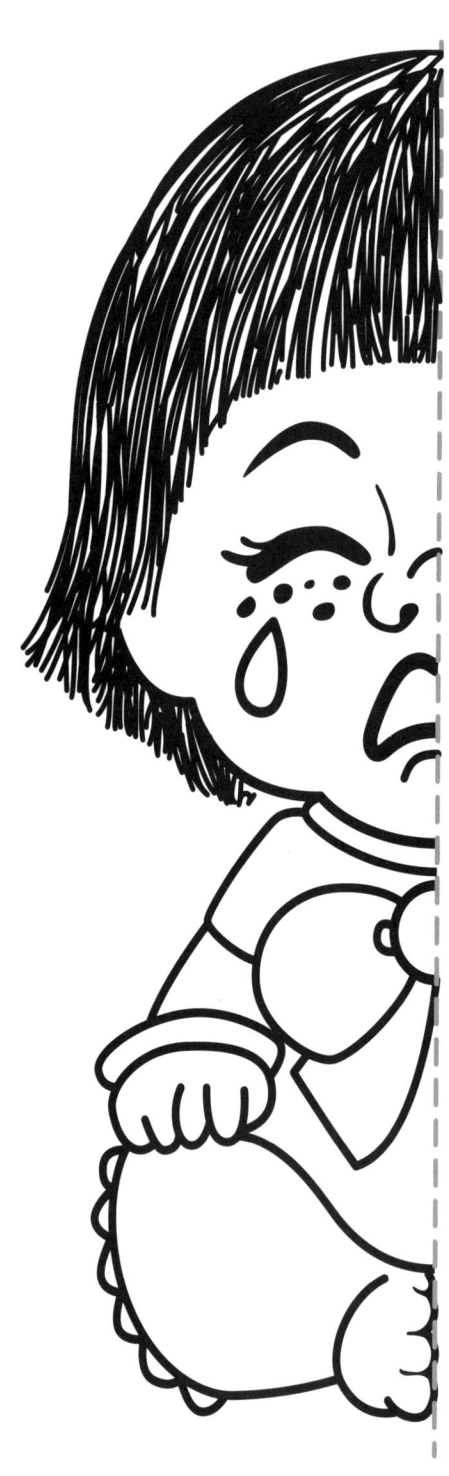

− 정답 −
대칭 그림 그리기

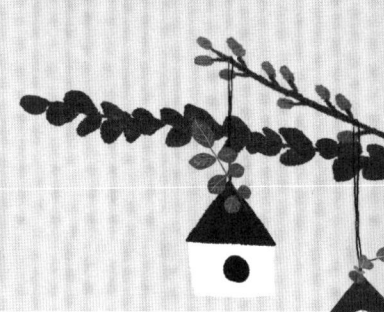

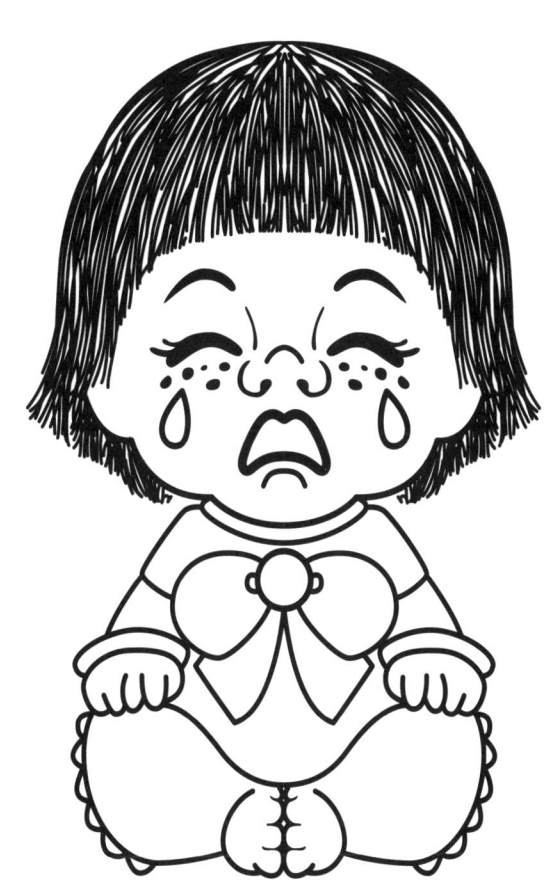

대칭 그림 그리기

왼쪽에 그려진 못난이 그림을 보면서
반대쪽에도 같은 얼굴을 그려서 완성해 보세요.

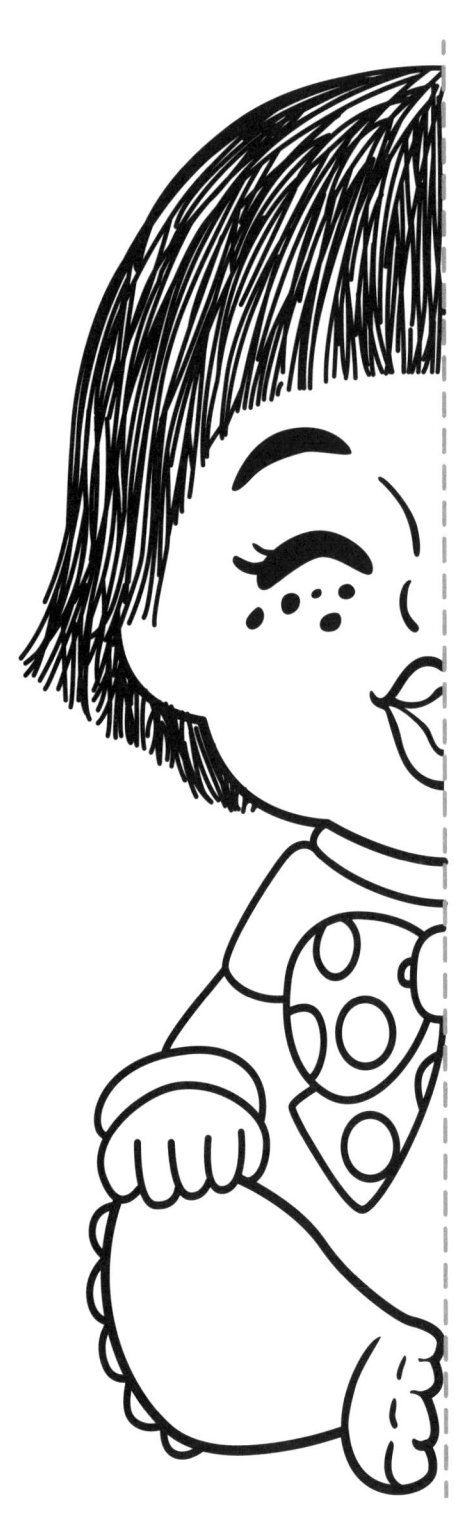

- 정답 -

대칭 그림 그리기

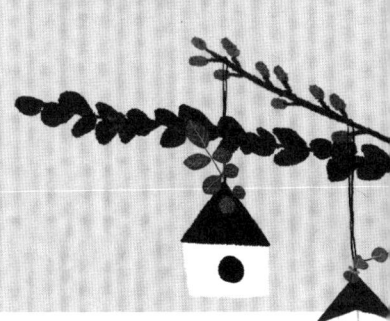

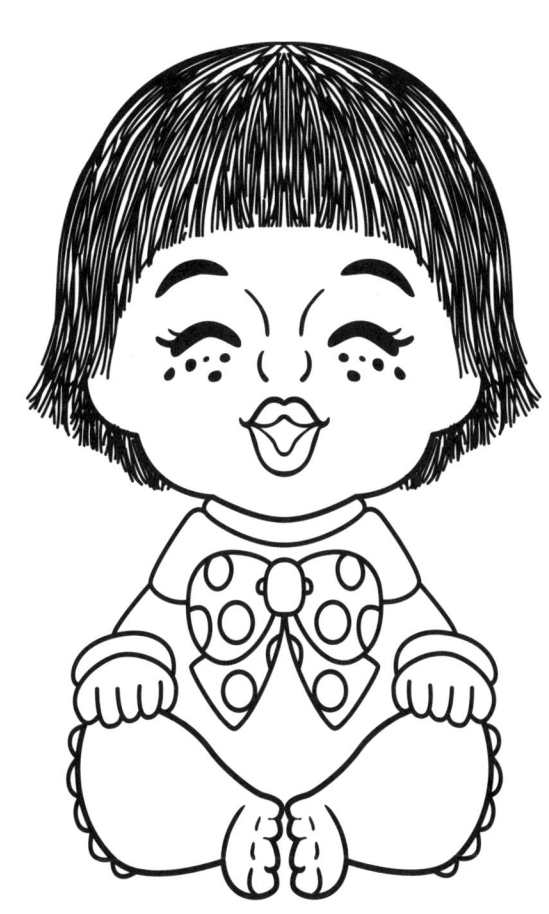

대칭 그림 그리기

다섯 번째

숨은 그림 찾기

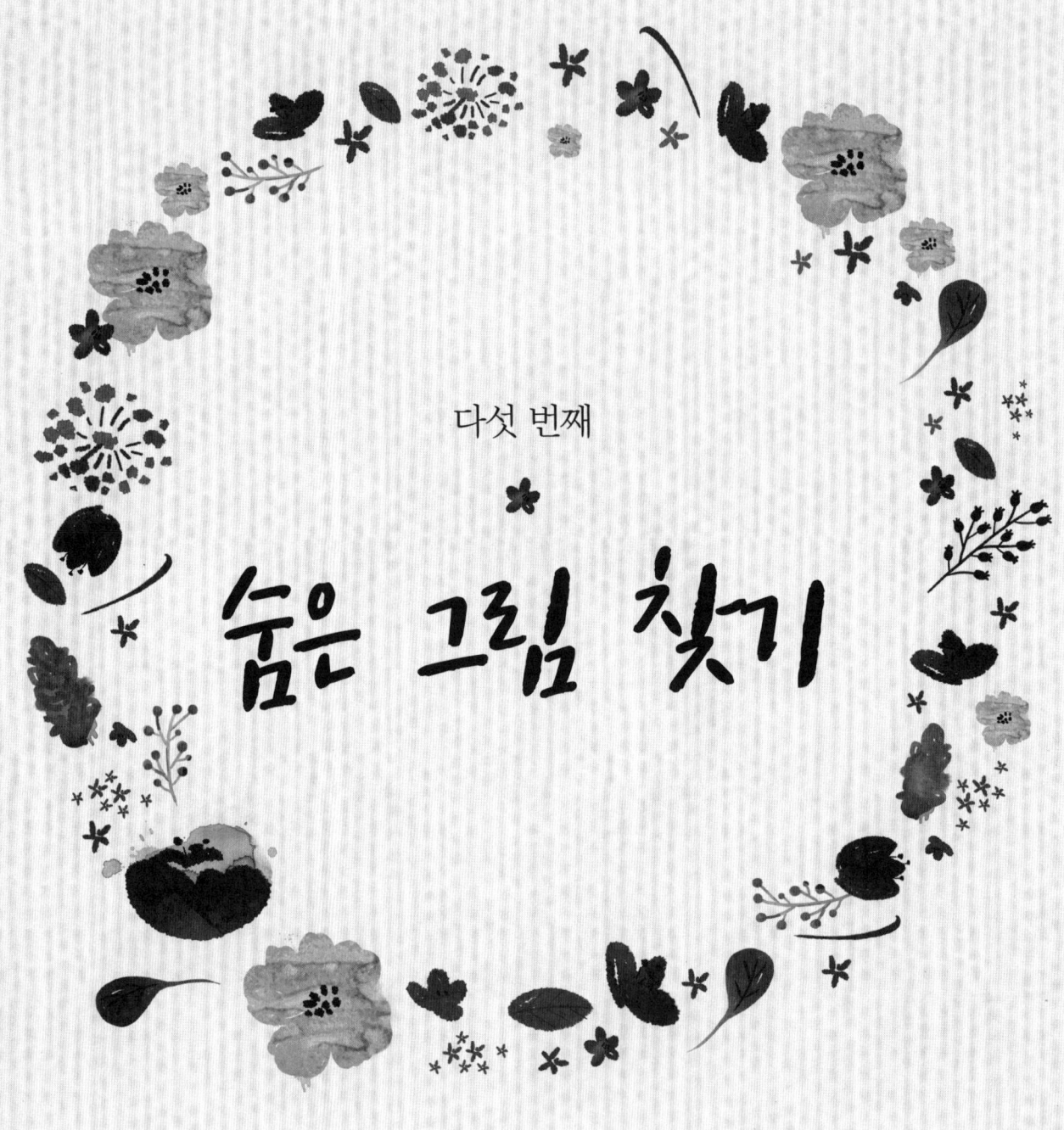

한복을 입은 어린 손주들의 모습을 그려 보았습니다. 이 아이들은 고운 한복을 입고 무슨 상상을 하고 있을까요?

연꽃잎에 앉은 아이의 그림을 잘 살펴보고
그림 속 숨겨진 물건을 찾아서 표시해 보세요.
국자, 칼, 프라이팬, 뒤집개, 수저, 털모자

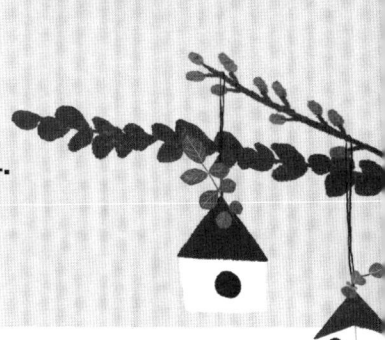

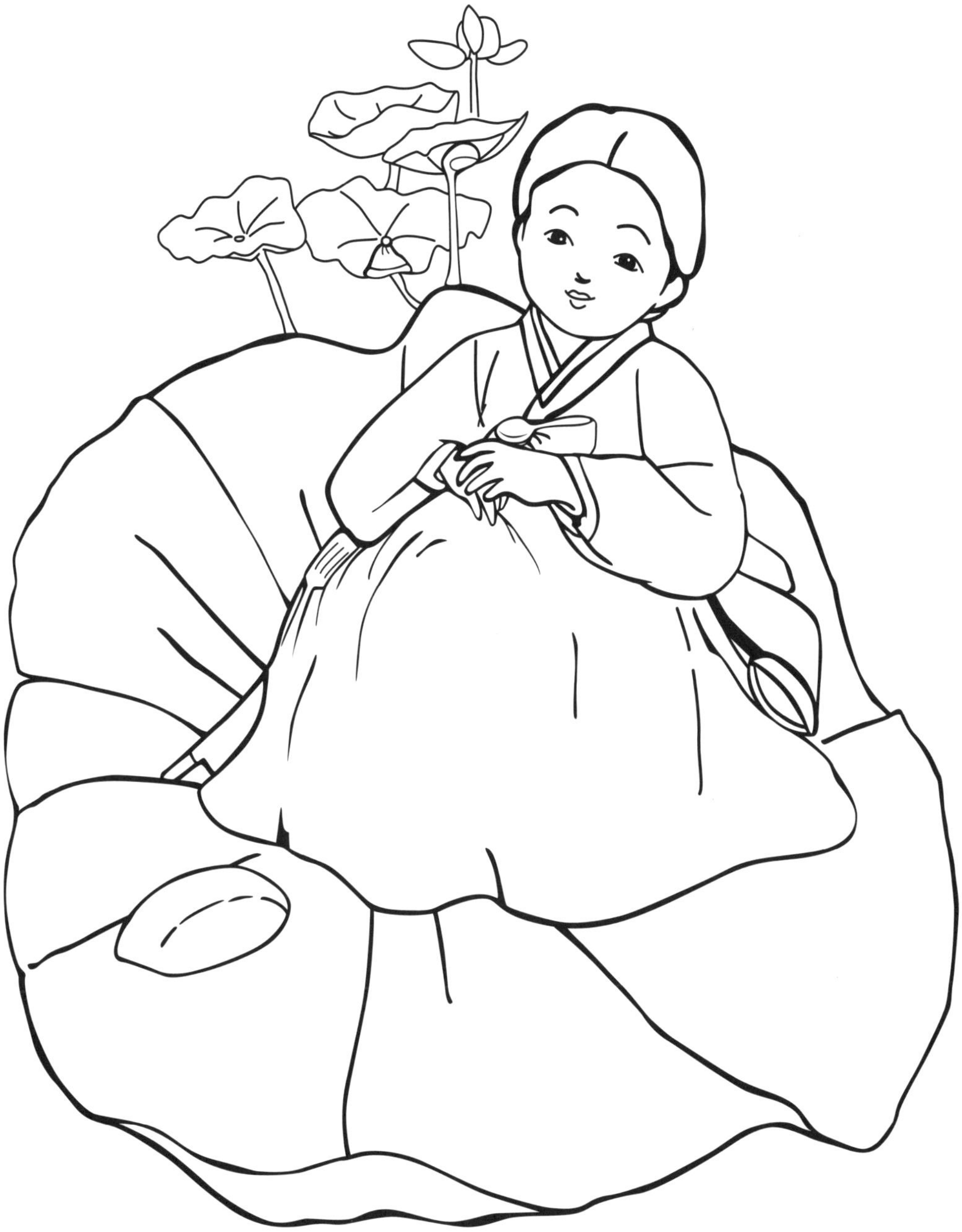

숨은 그림 찾기

- 정답 -

시니어 엄마의 감성 놀이터

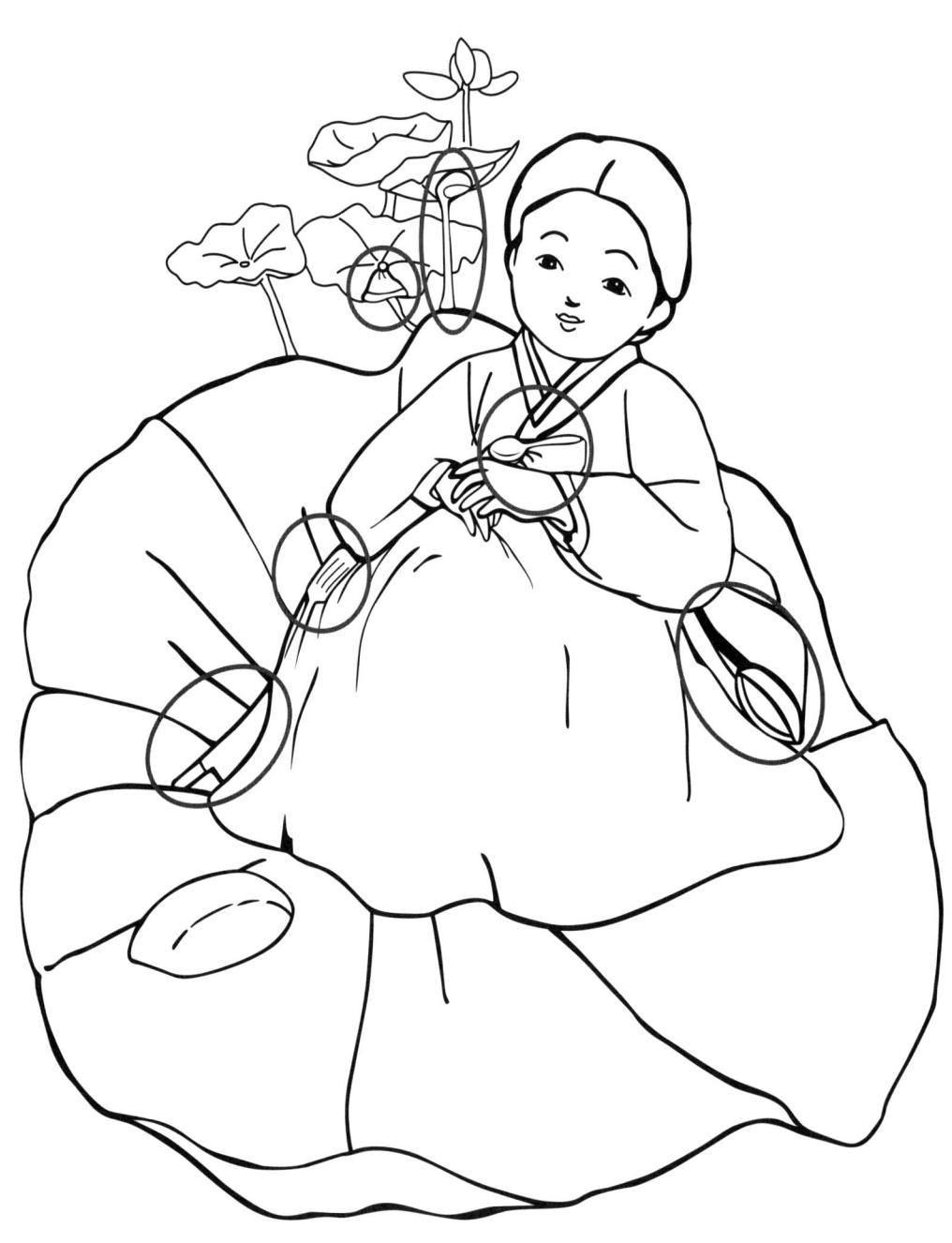

54

시니어 엄마의 감성 놀이터

잘 익은 늙은 호박 위에 앉은 아이의 그림 속
숨겨진 물건을 찾아서 표시해 보세요.
아이스크림, 야구 모자, 칫솔, 은행잎, 모자, 나비, 버선

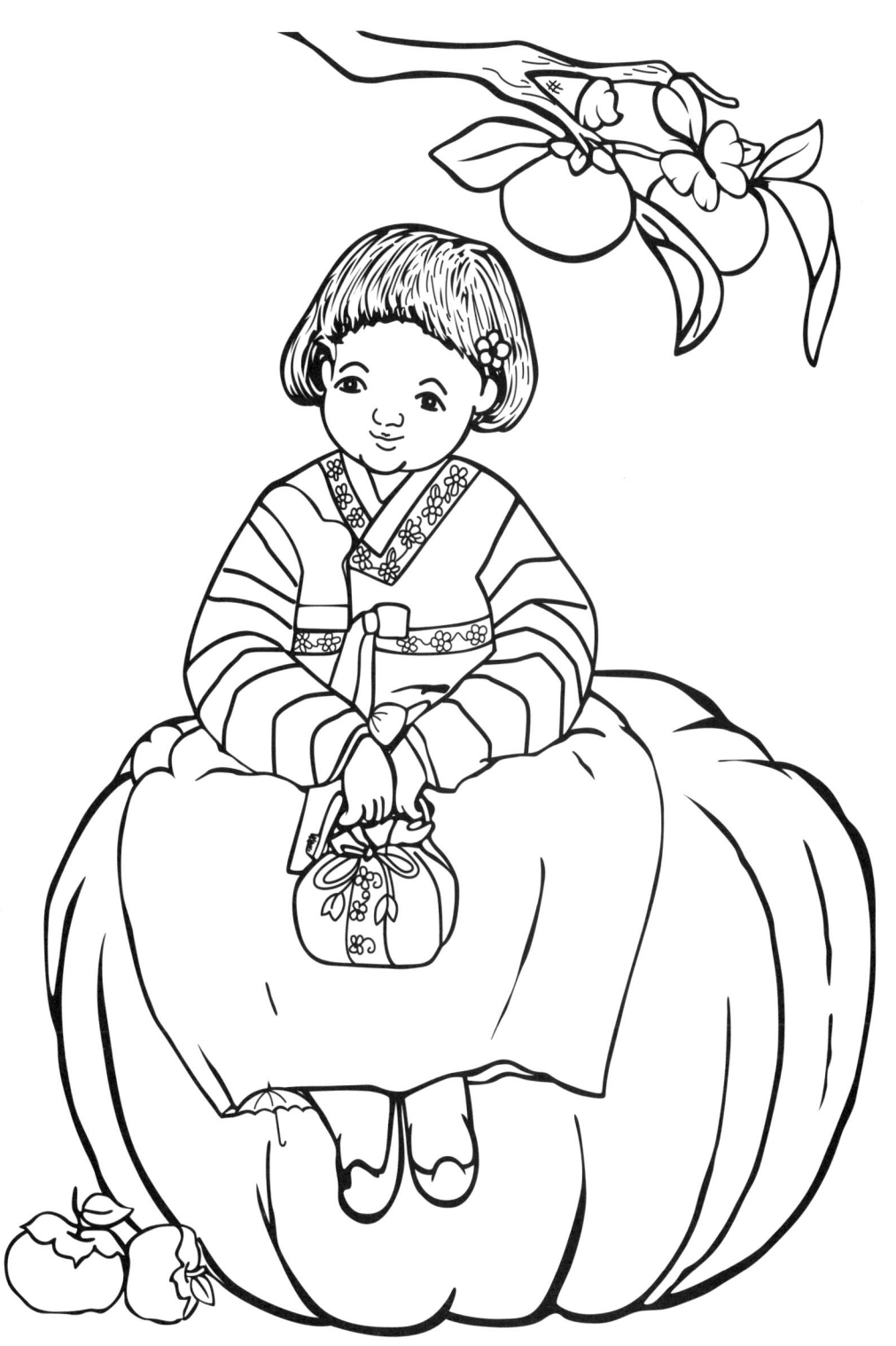

- 정답 -

시니어 엄마의 감성 놀이터

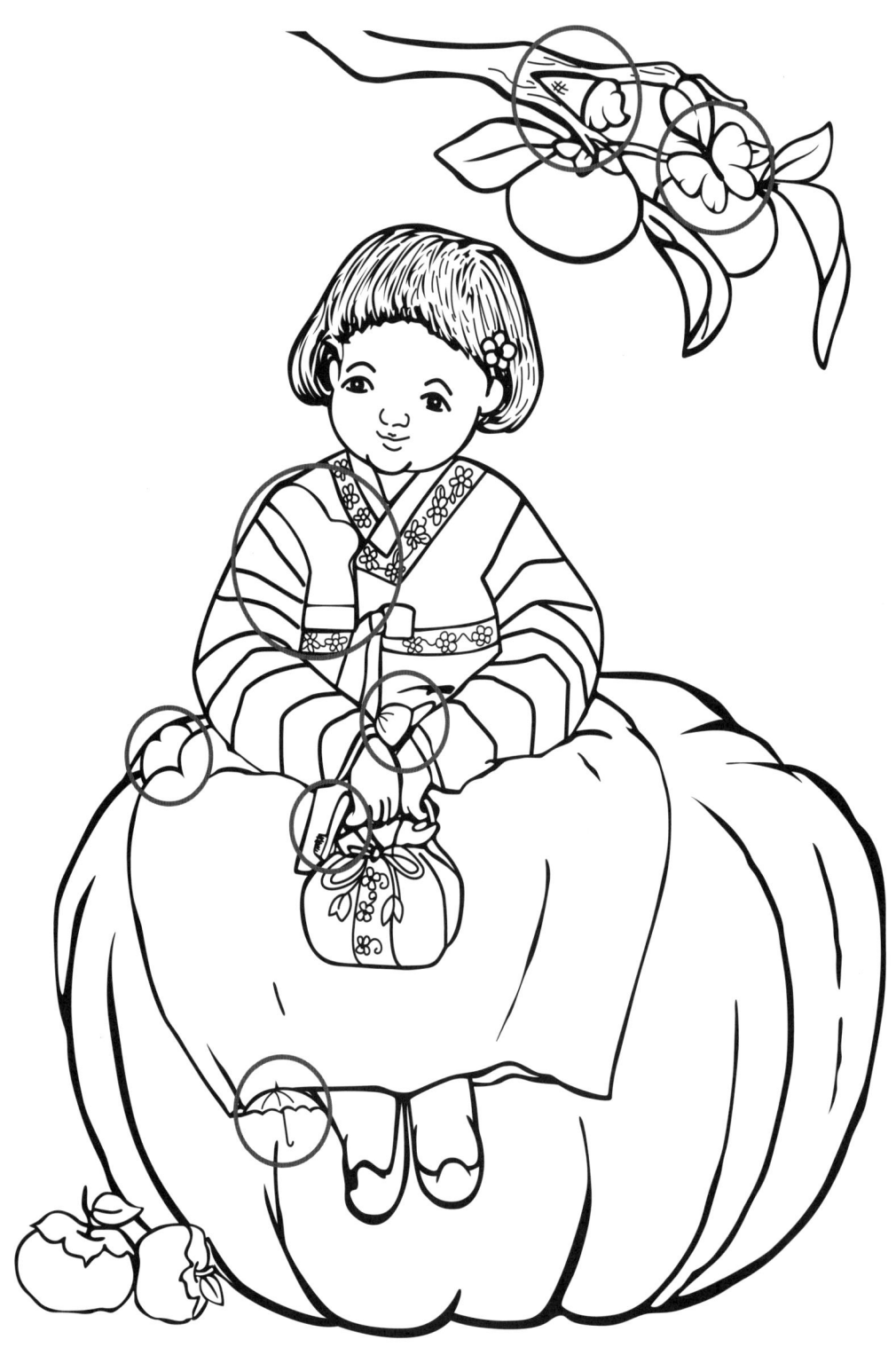

56

시니어 엄마의 감성 놀이터

고무신 배를 타고 있는 아이의 그림 속
숨겨진 물건을 찾아서 표시해 보세요.
반지, 항아리, 물고기, 안경, 못, 옷걸이, 지팡이, 붓

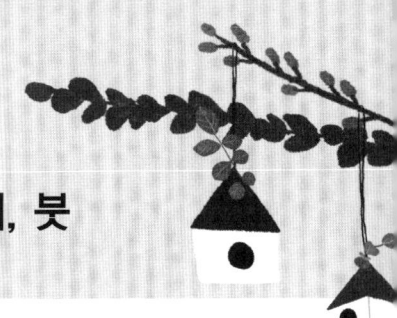

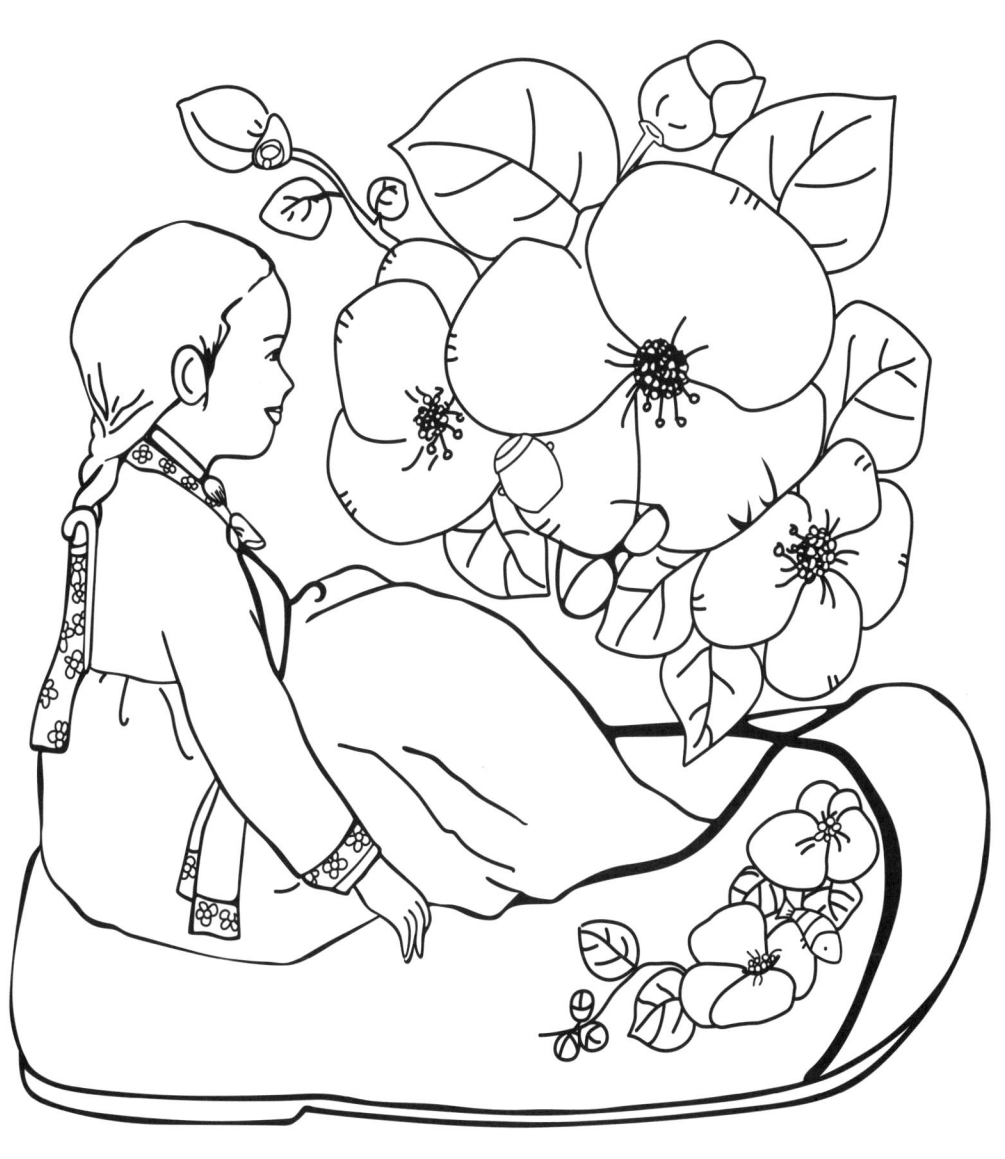

숨은 그림 찾기

정답

시니어 엄마의 감성 놀이터

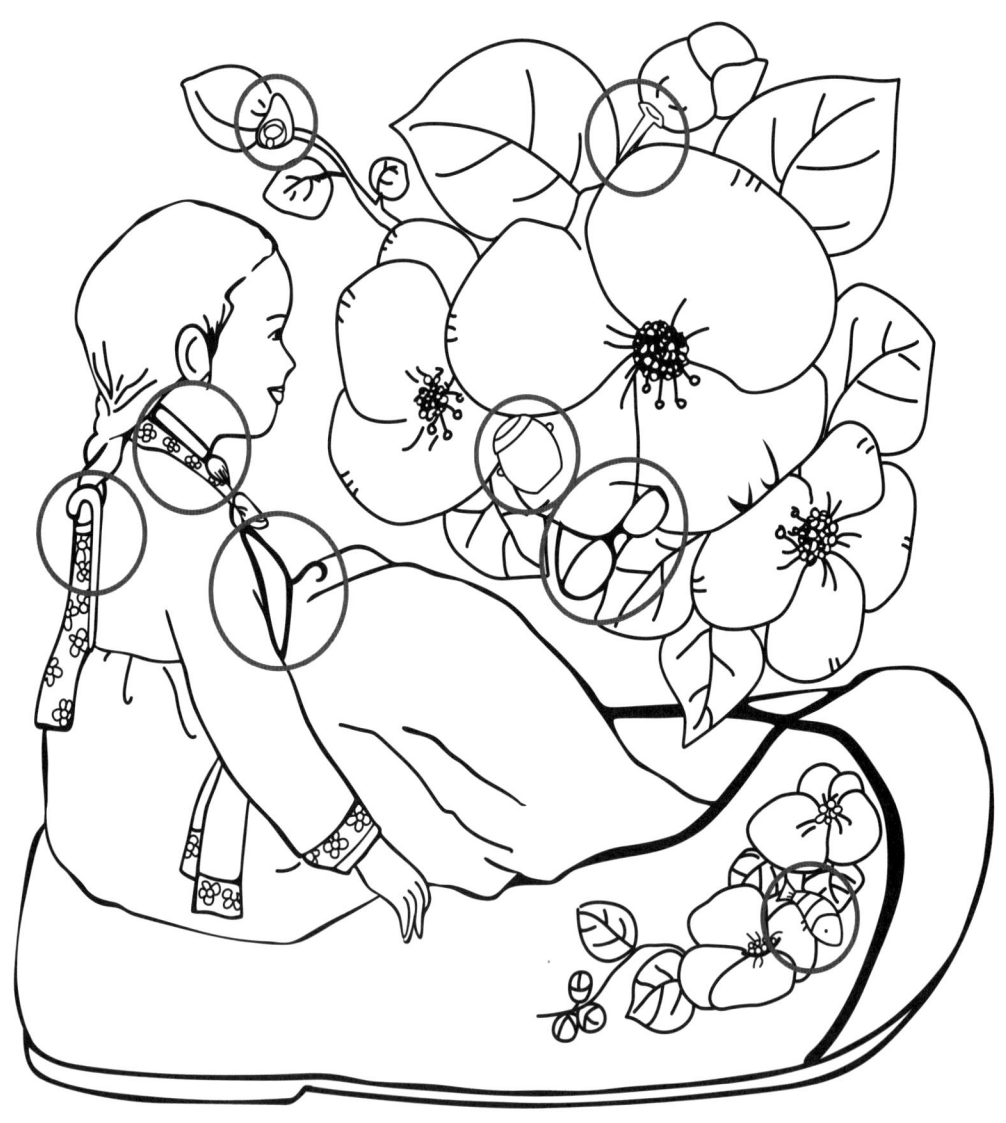

물에 잠긴 달 위에서 생각에 잠긴 아이의 그림 속
숨겨진 물건을 찾아서 표시해 보세요.

새, 양말, 넥타이, 커피잔, 버섯, 빗

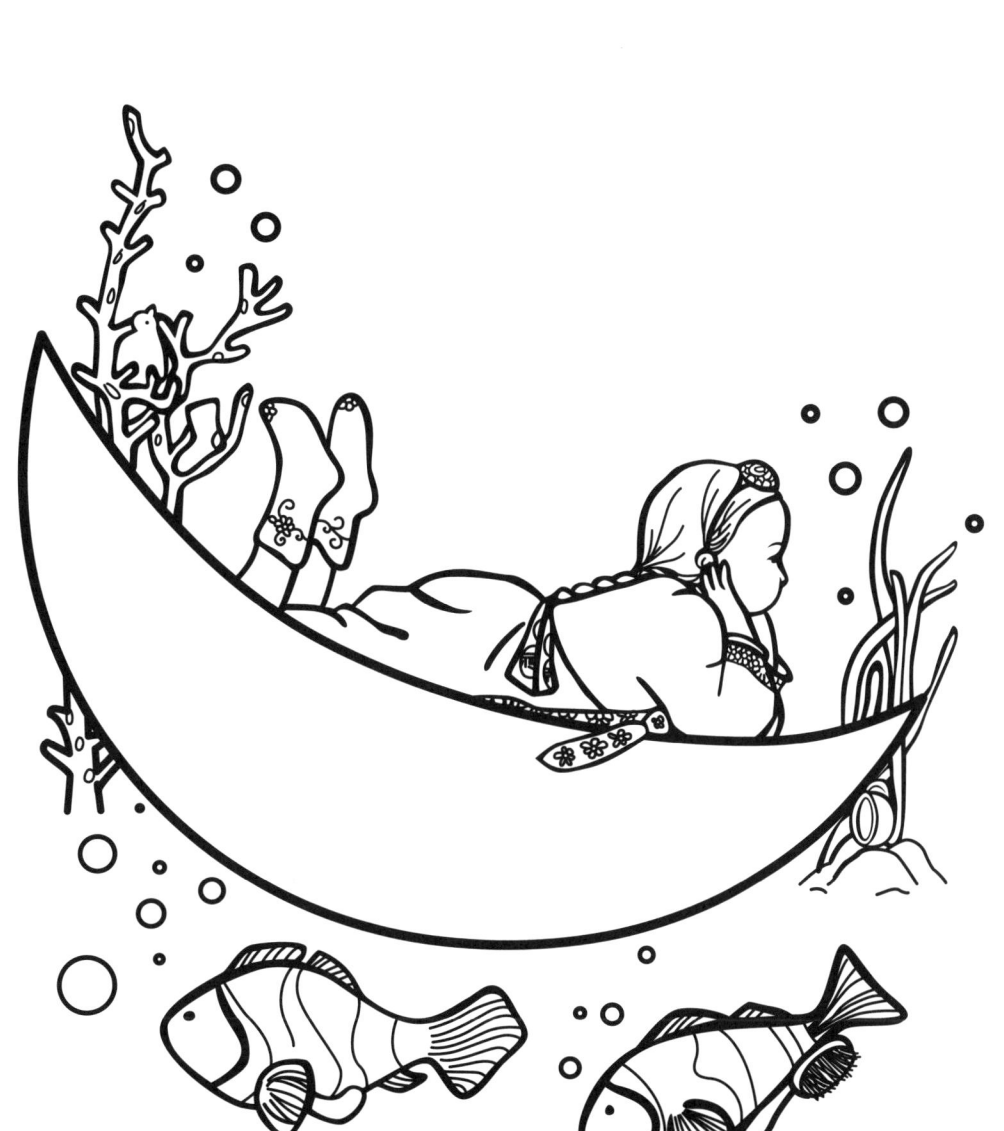

숨은 그림 찾기

― 정답 ―

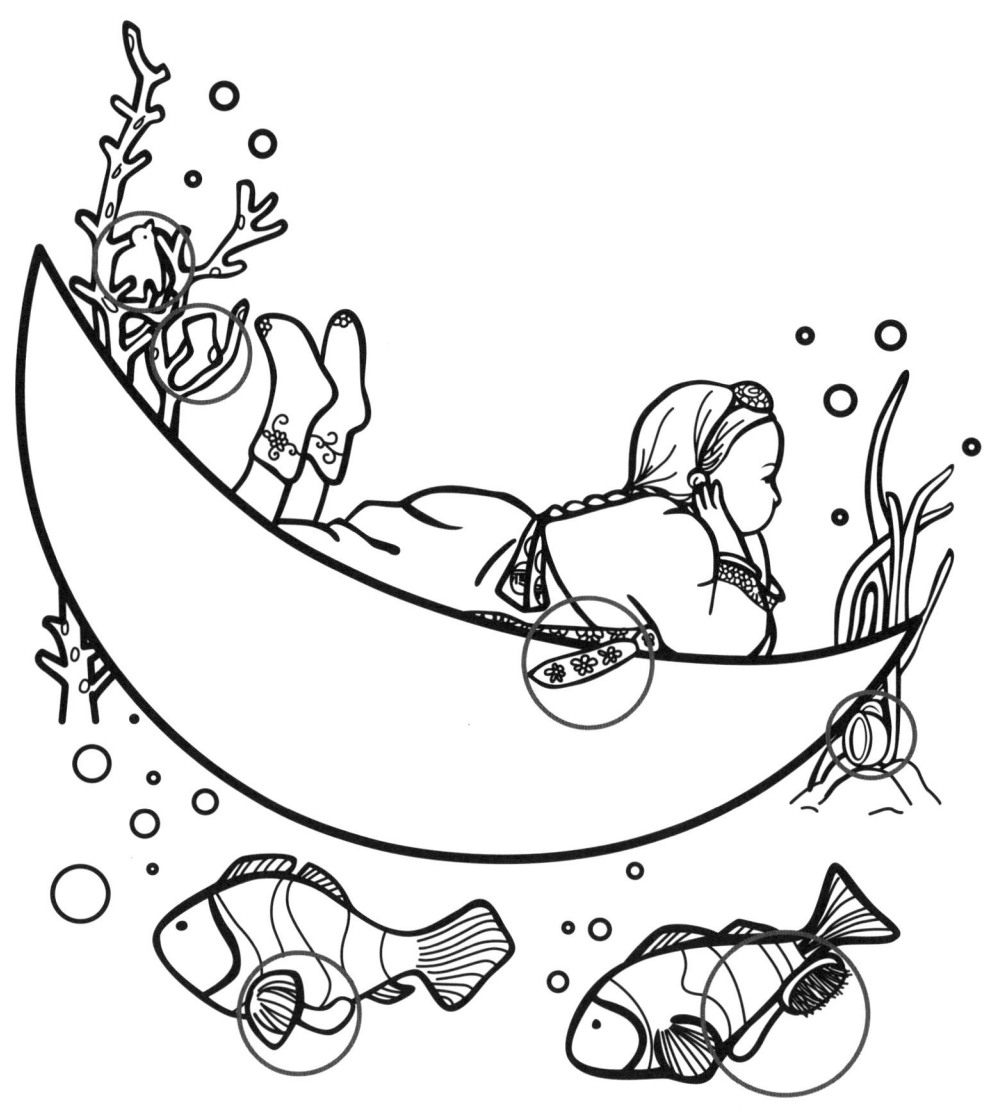

여섯 번째

길 찾기

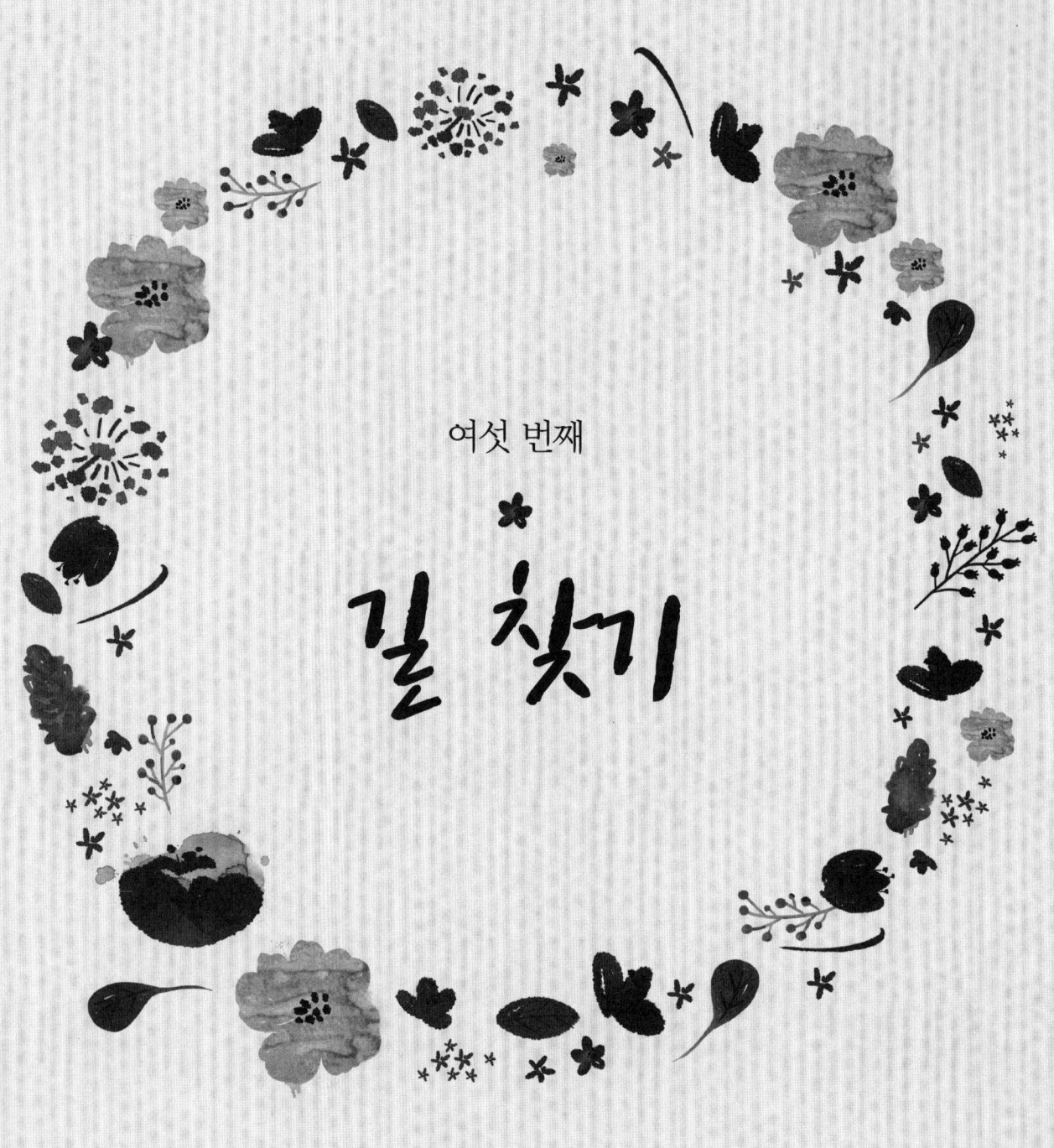

몸이 건강하려면 꾸준한 운동이 필요하듯 뇌를 튼튼하게 하려면 재미있고 복잡한 문제를 많이 풀어보아야 합니다. 자 이제 두뇌 훈련에 좋은 길 찾기 놀이를 시작합니다.

화살표에서 출발해서
점이 표시된 곳에 도착하도록 길을 찾아보세요.

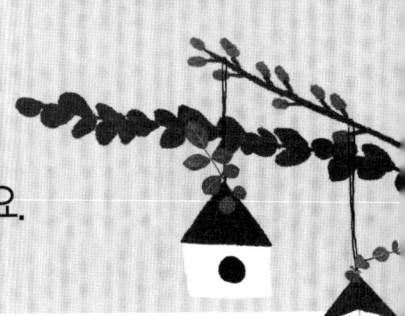

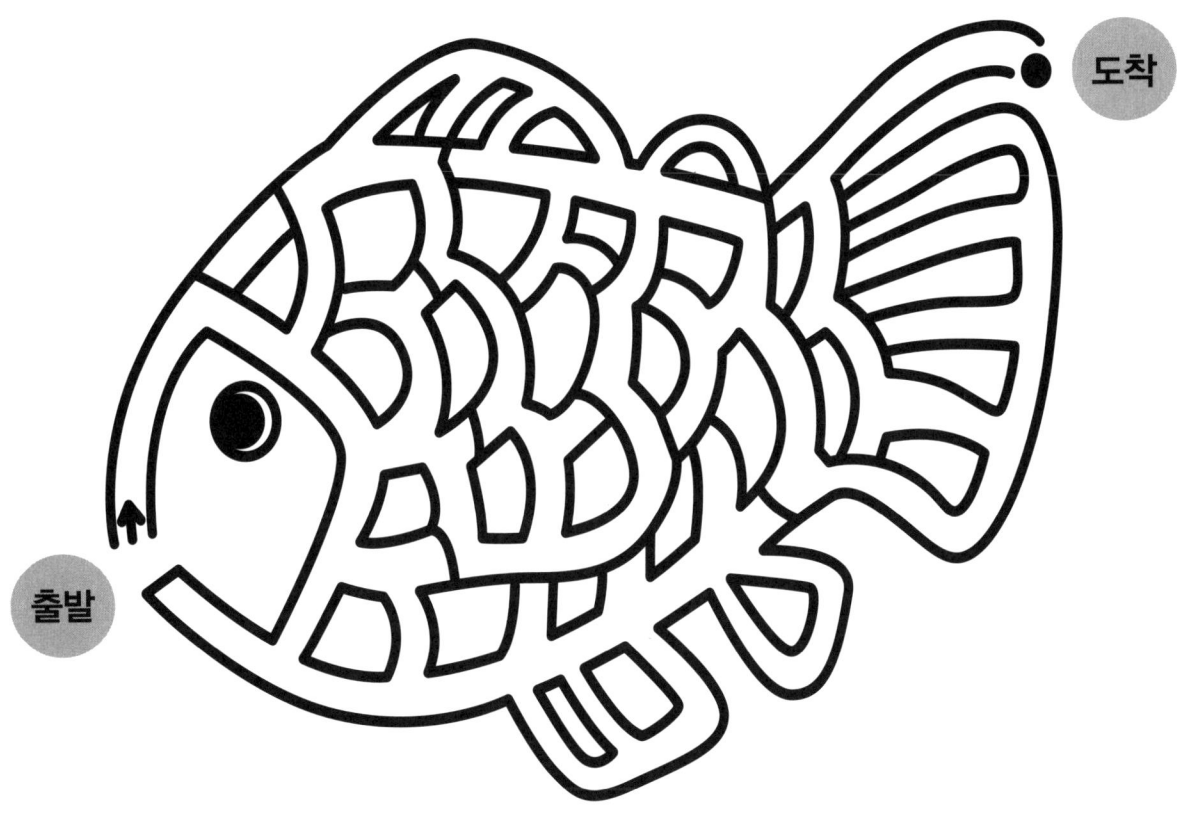

- 정답 -

시니어 엄마의 감성 놀이터

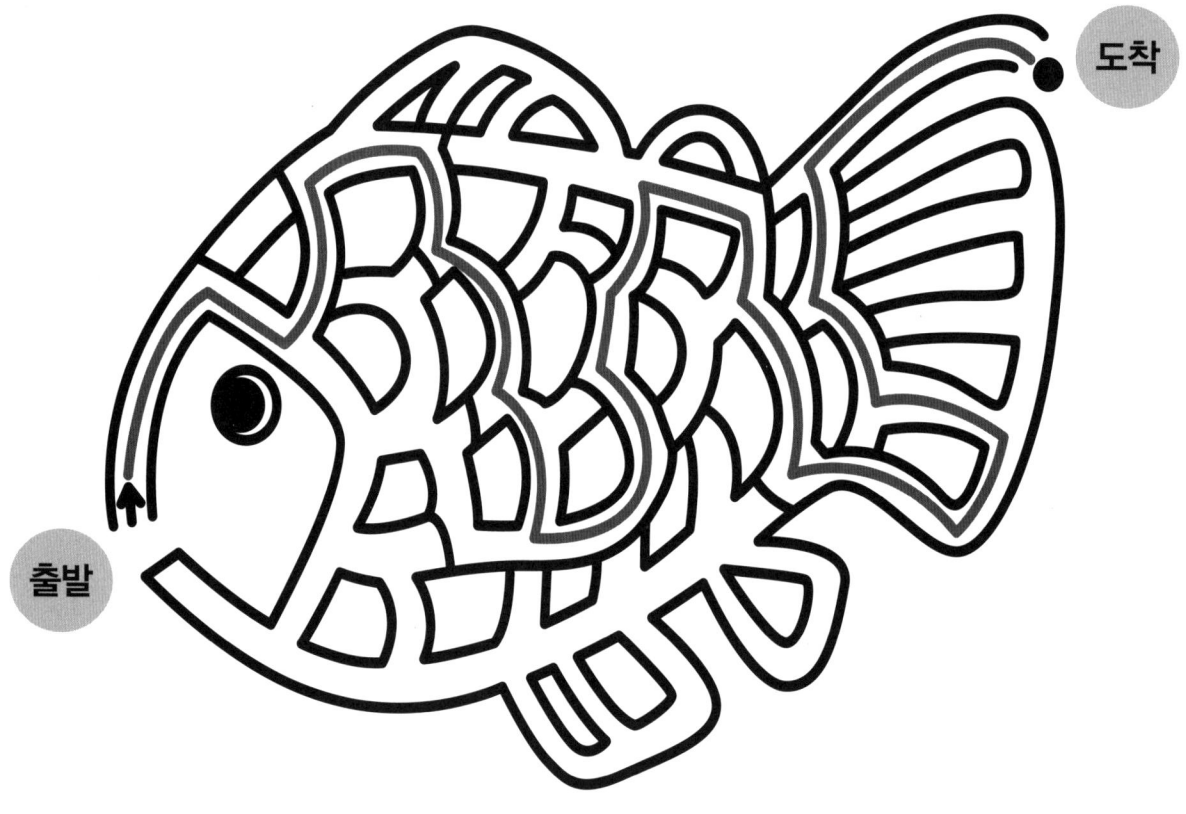

64

시니어 엄마의 감성 놀이터

화살표에서 출발해서

점이 표시된 곳에 도착하도록 길을 찾아보세요.

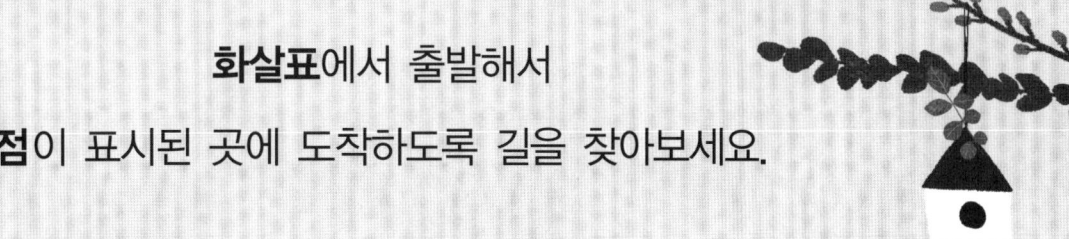

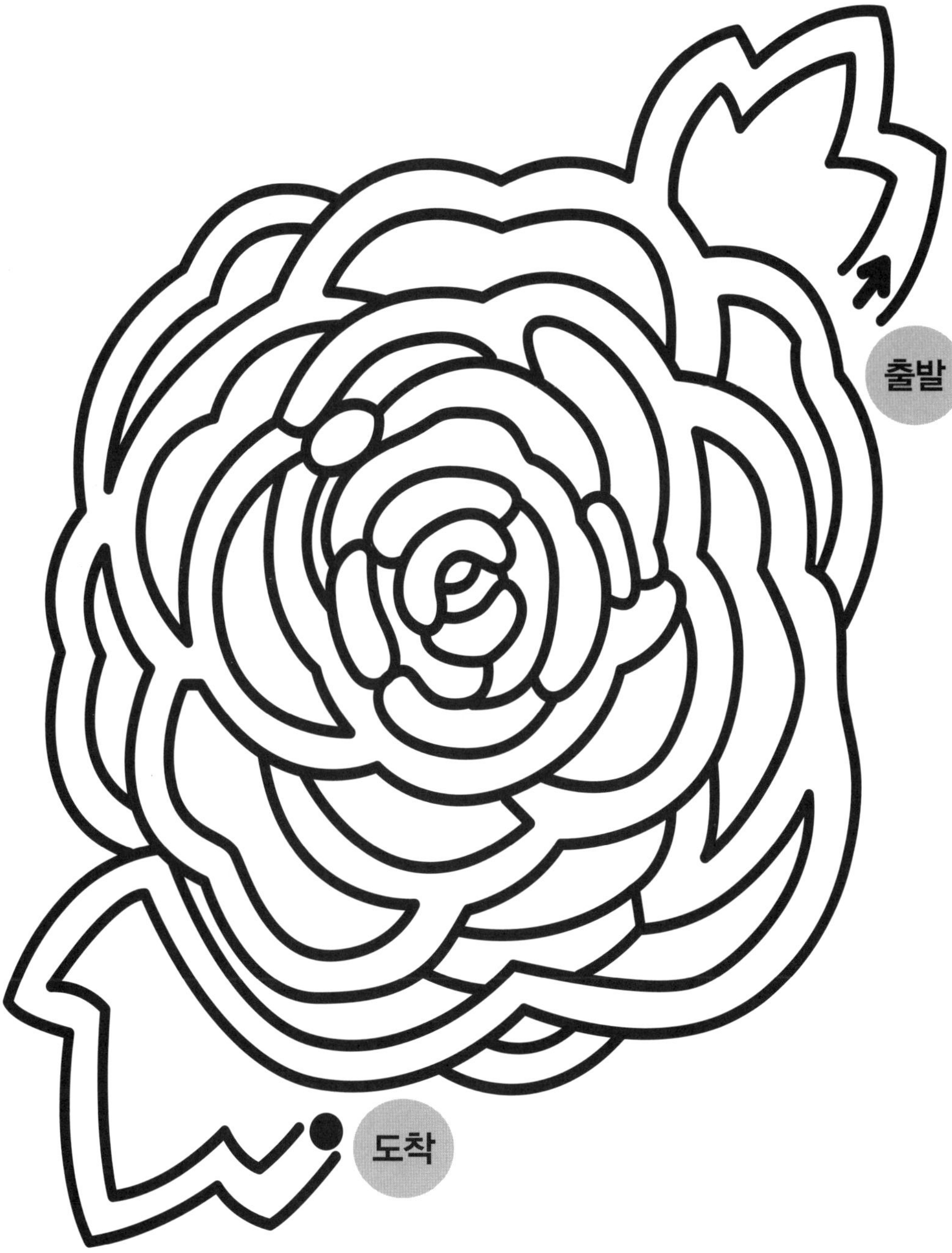

길 찾기

− 정답 −

시니어 엄마의 감성 놀이터

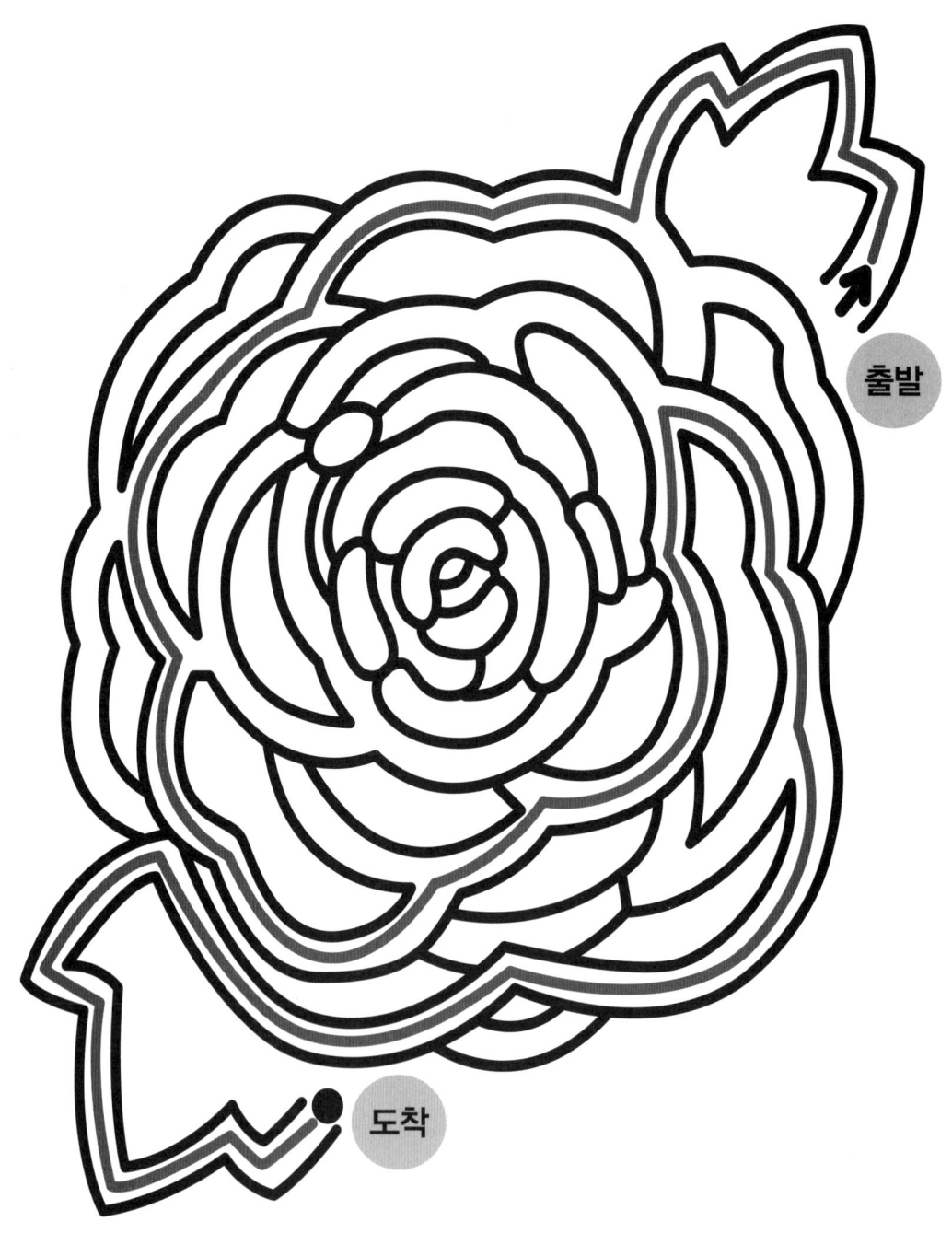

화살표에서 출발해서
점이 표시된 곳에 도착하도록 길을 찾아보세요.

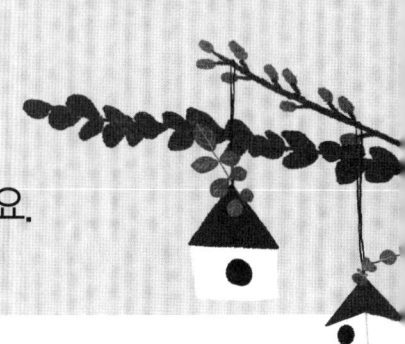

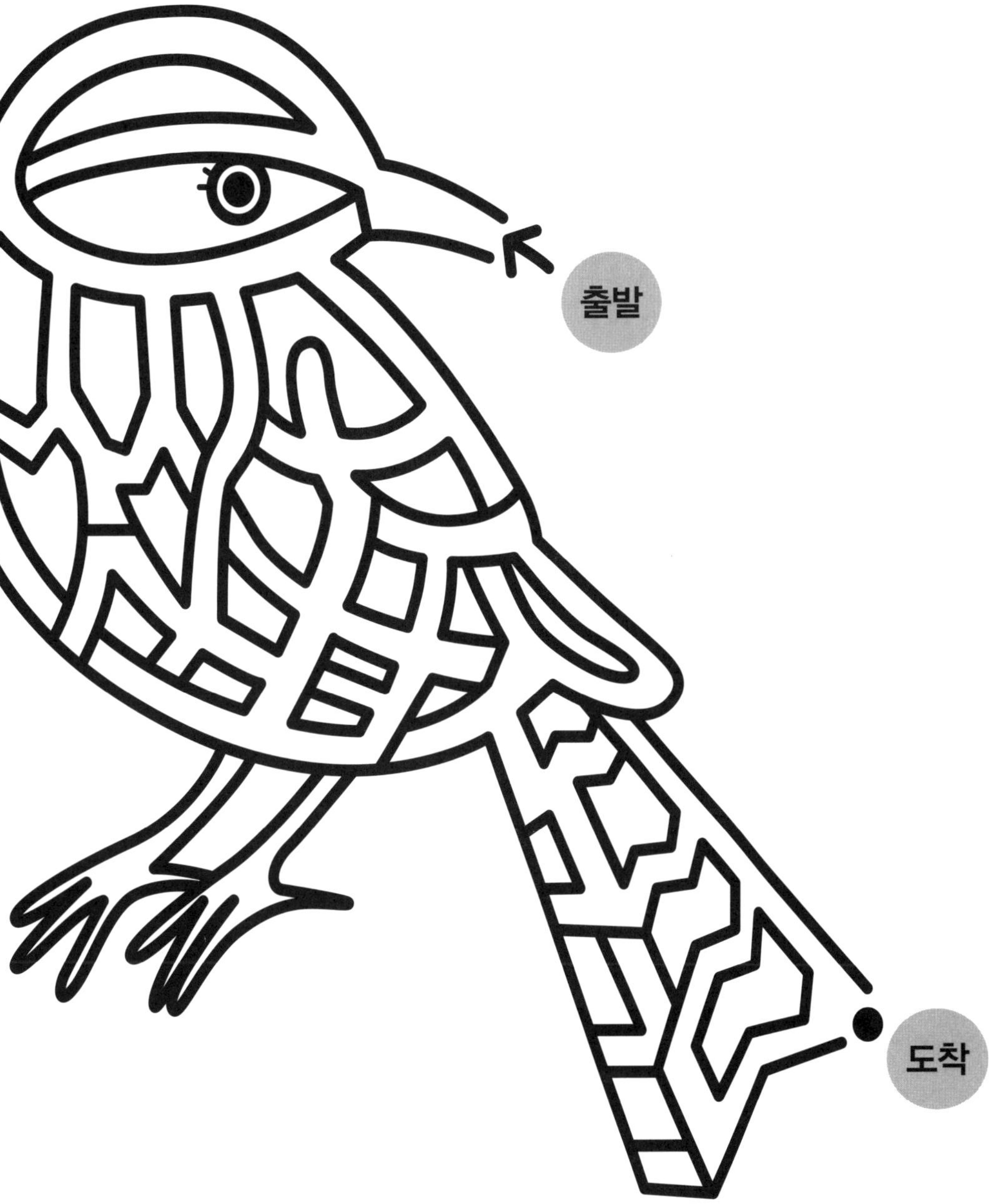

길 찾기

- 정답 -

시니어 엄마의 감성 놀이터

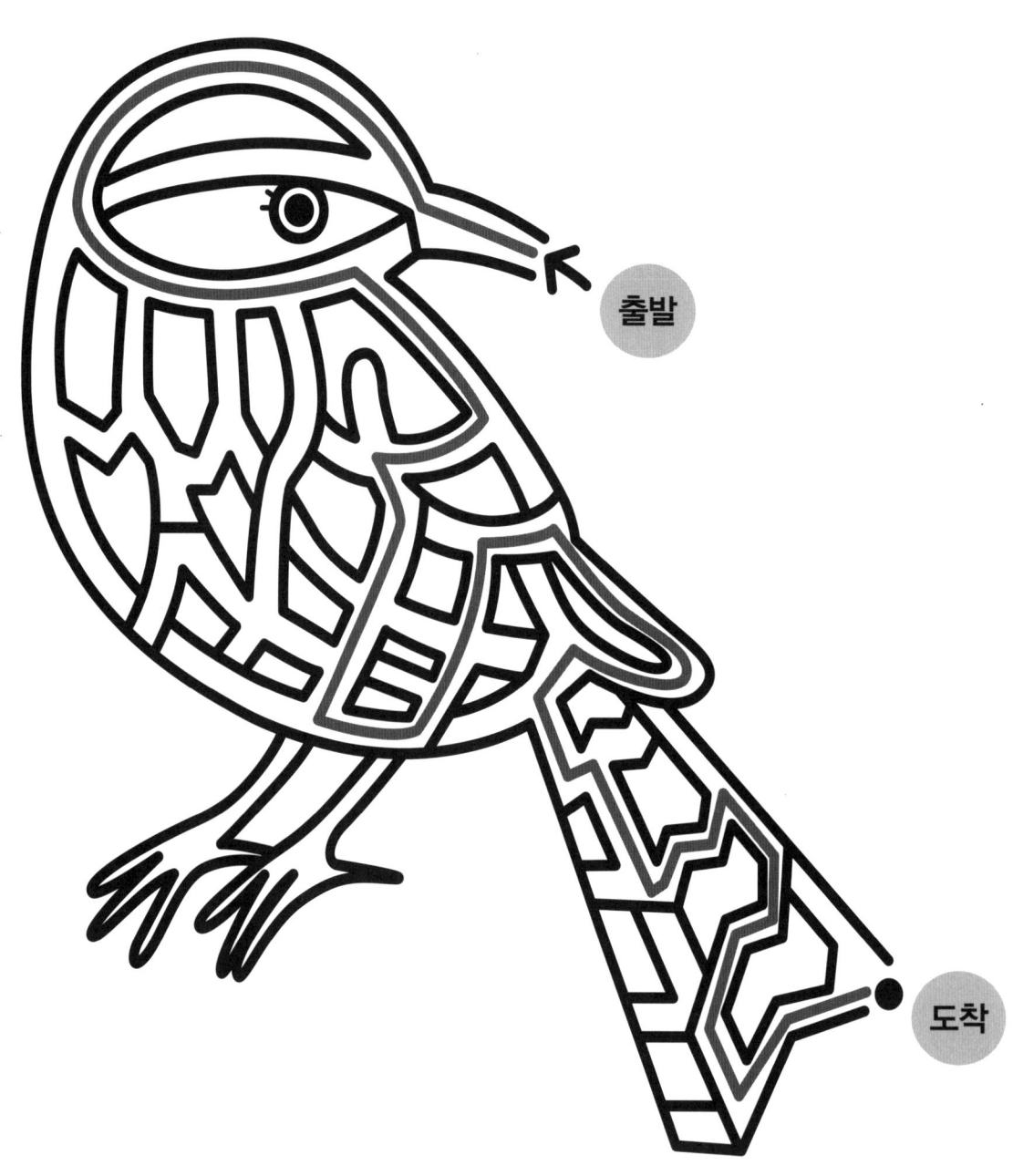

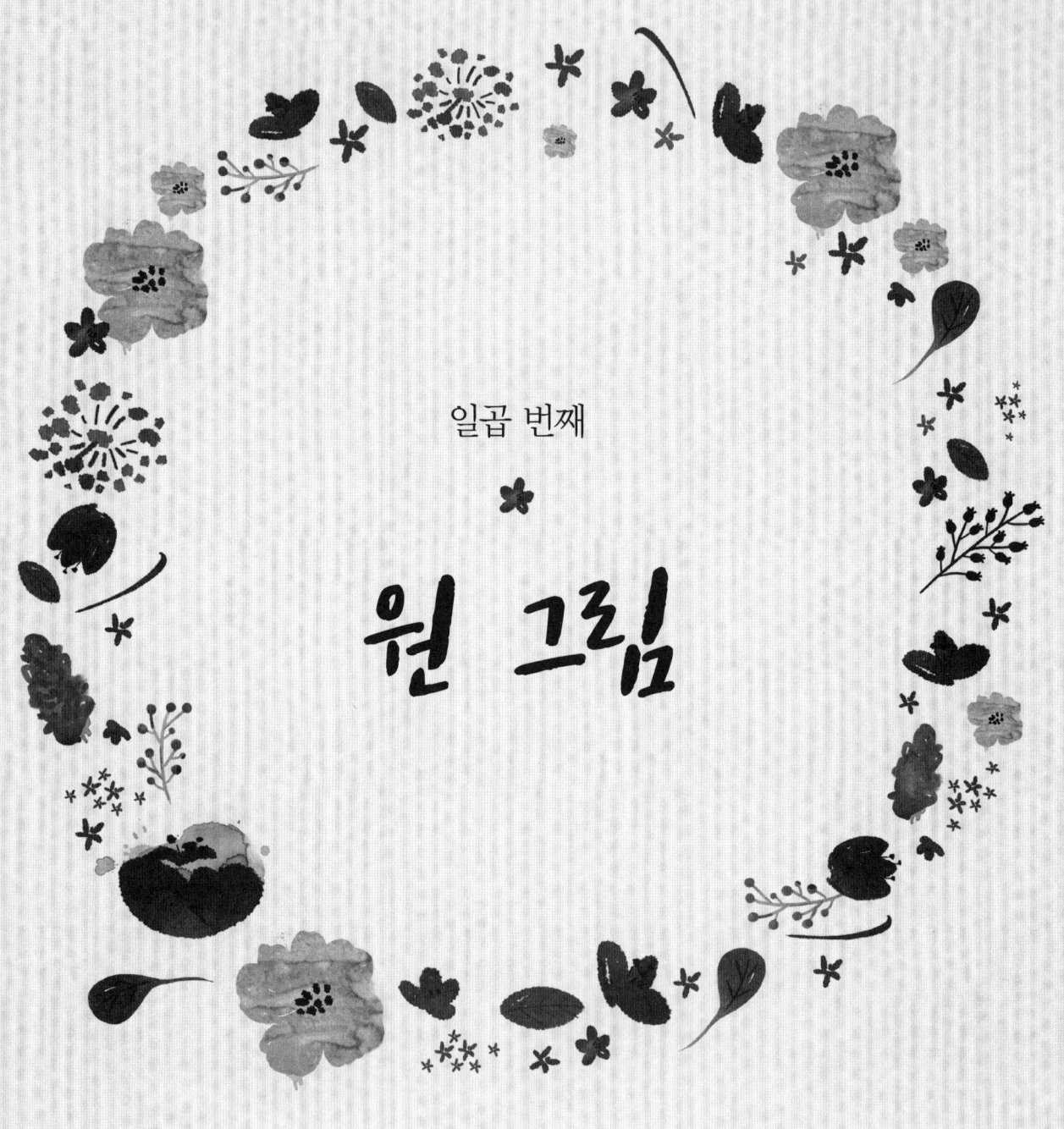

일곱 번째

원 그림

원 그림은 작은 원에 다양한 색을 칠하면서 마음에 평정심을 느낄 수 있는 활동입니다. 조용한 음악을 들으면서 작은 원 안을 색칠해 보세요.

작은 원 안을 여러가지 색으로 칠하고
동그랗게 오린 후 차 받침으로 사용해 보세요.

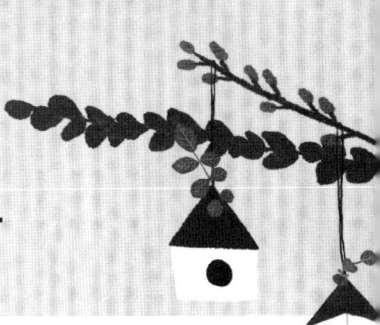

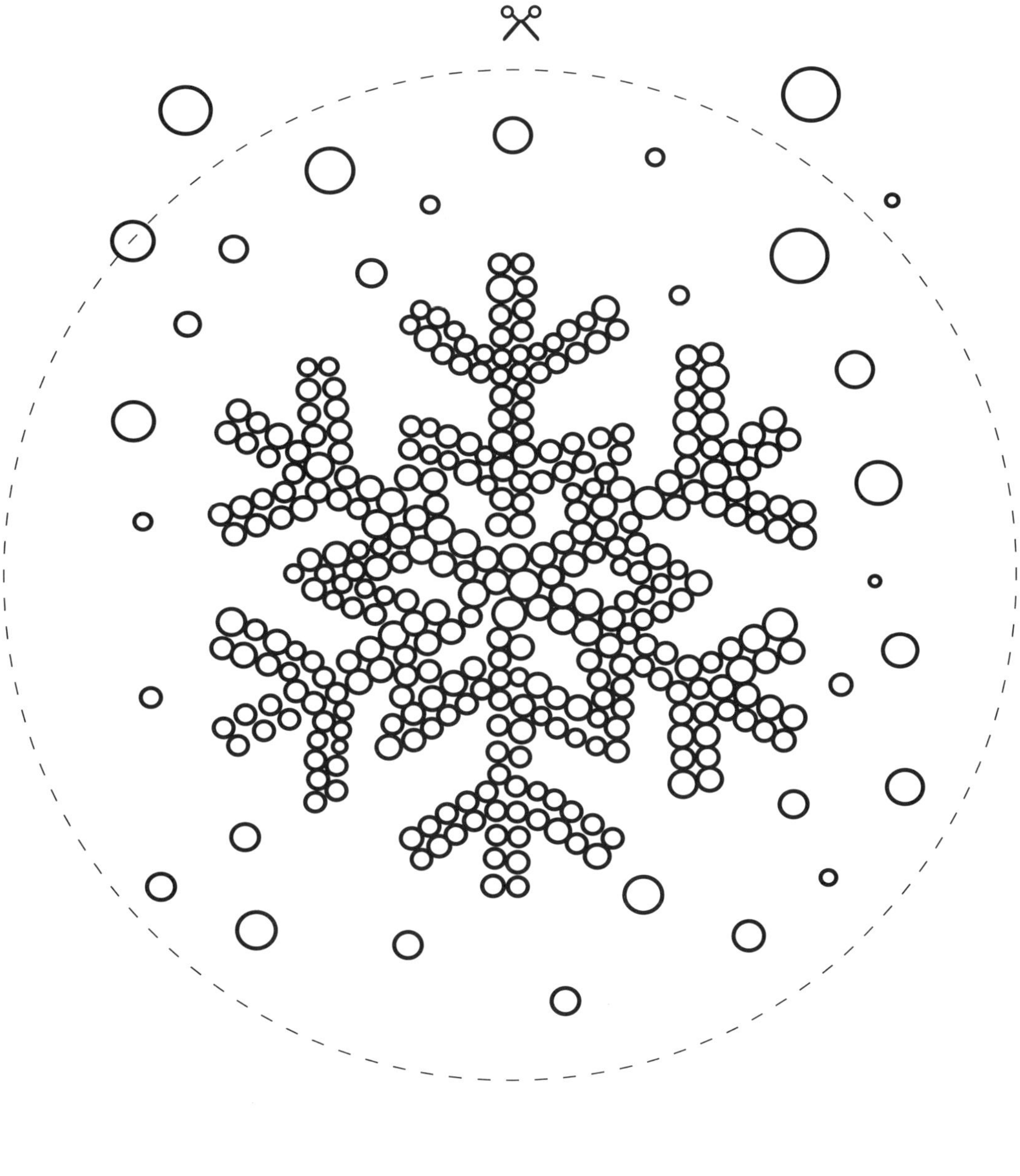

원 그림

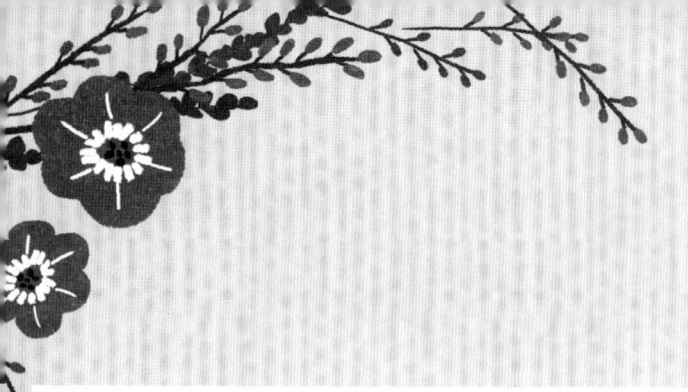

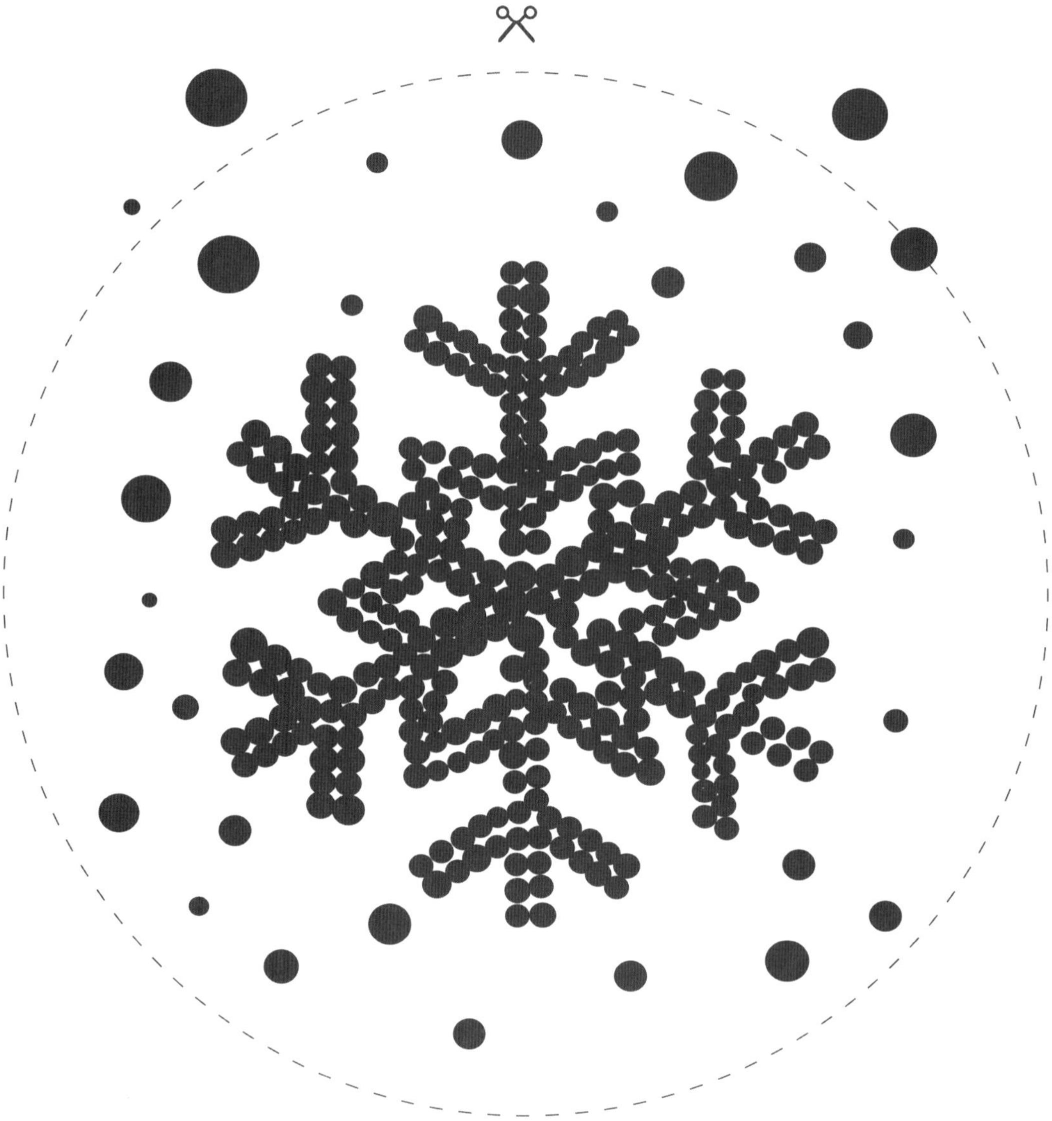

작은 원 안을 여러가지 색으로 칠하고
동그랗게 오린 후 차 받침으로 사용해 보세요.

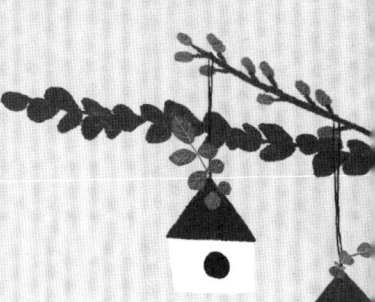

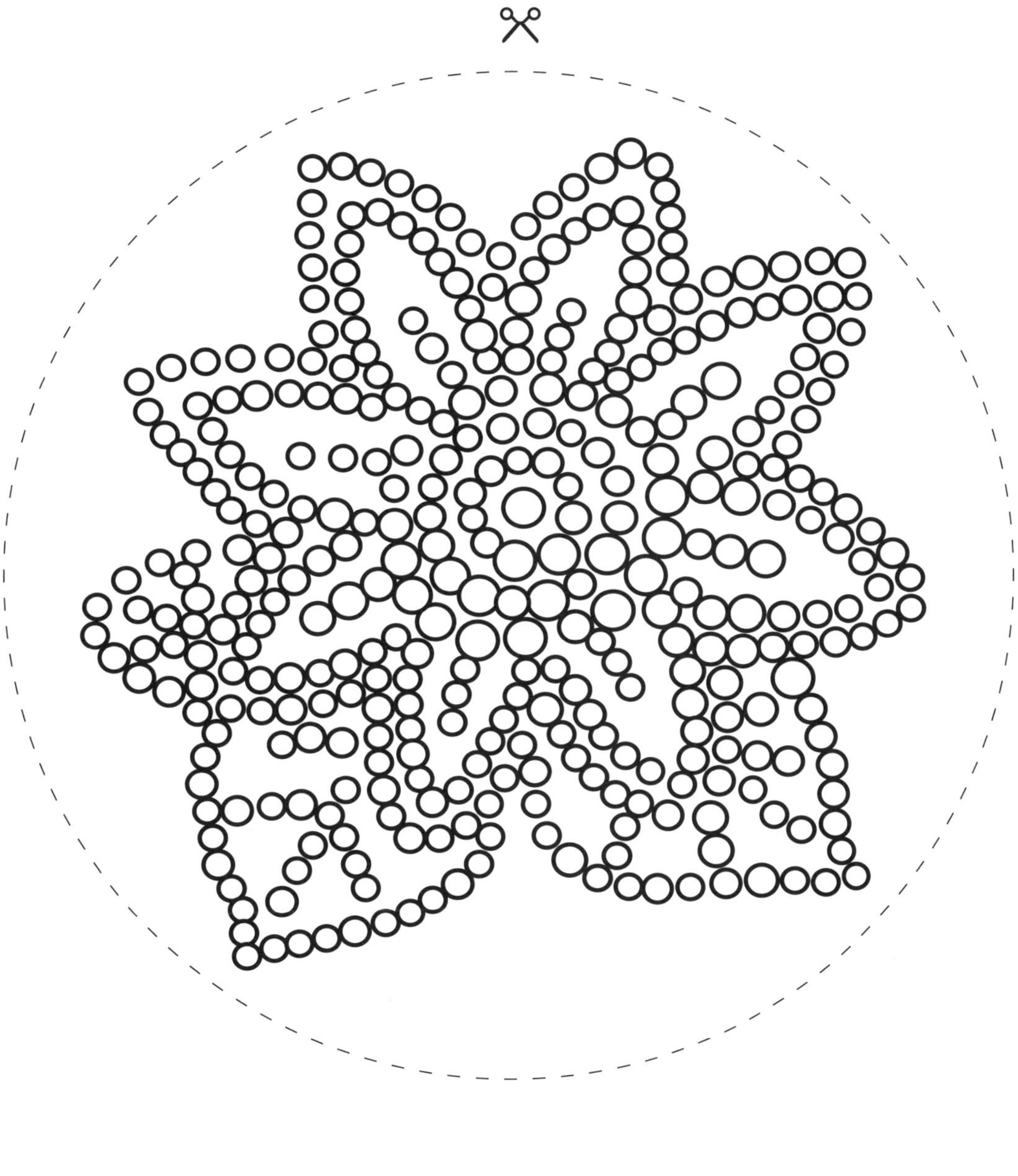

원 그림

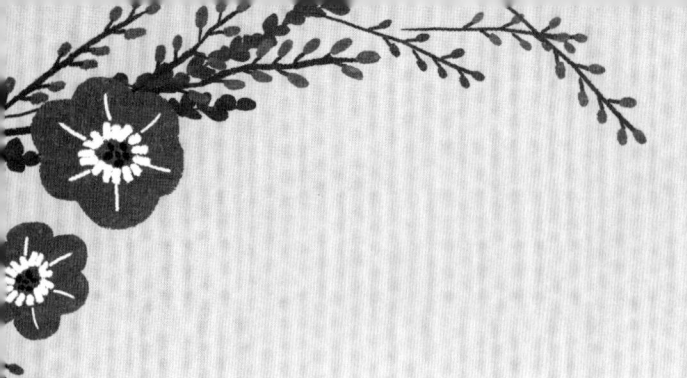

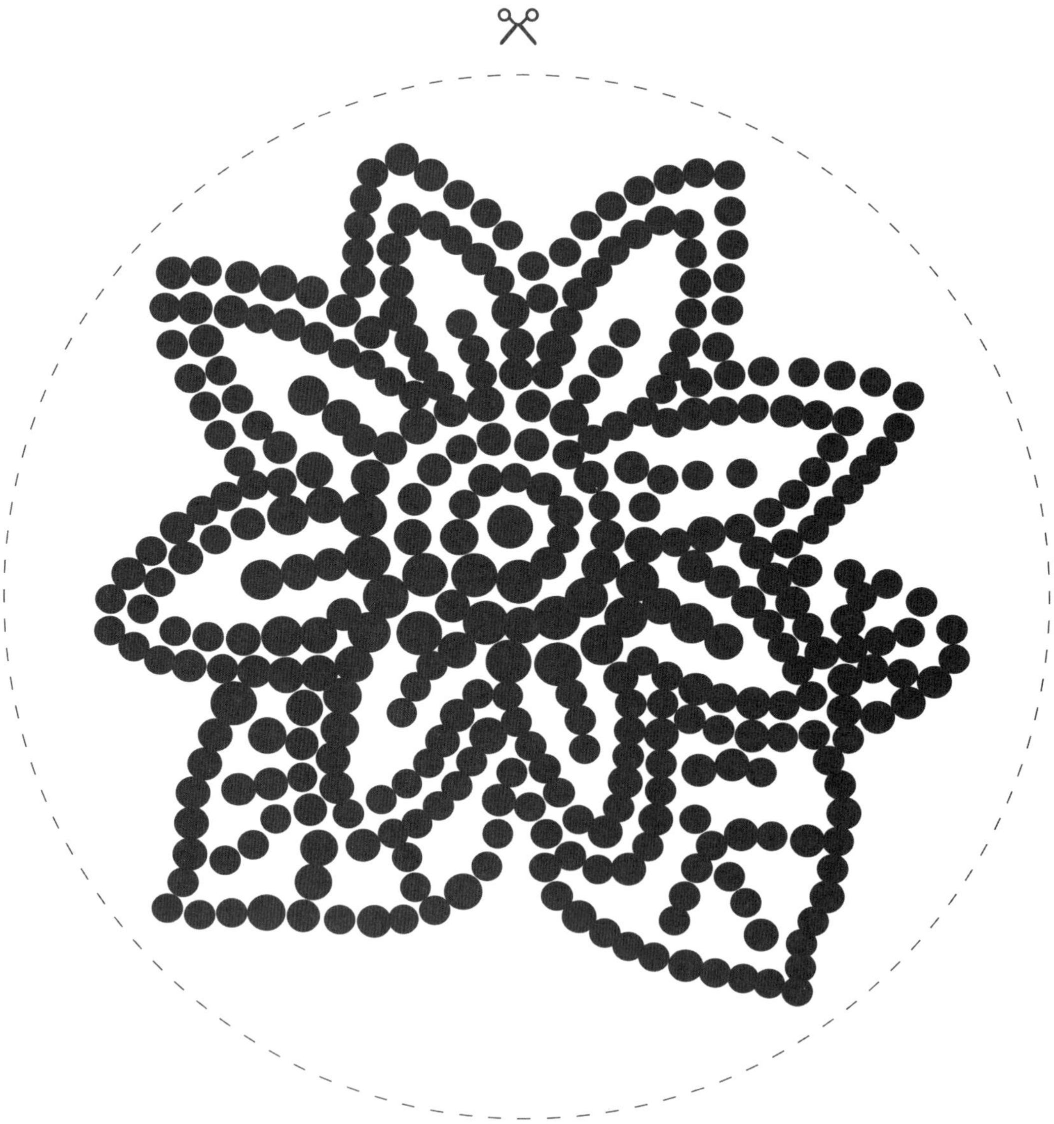

작은 원 안을 여러가지 색으로 칠하고
동그랗게 오린 후 장식으로 사용해 보세요.

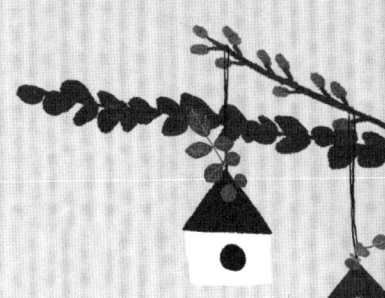

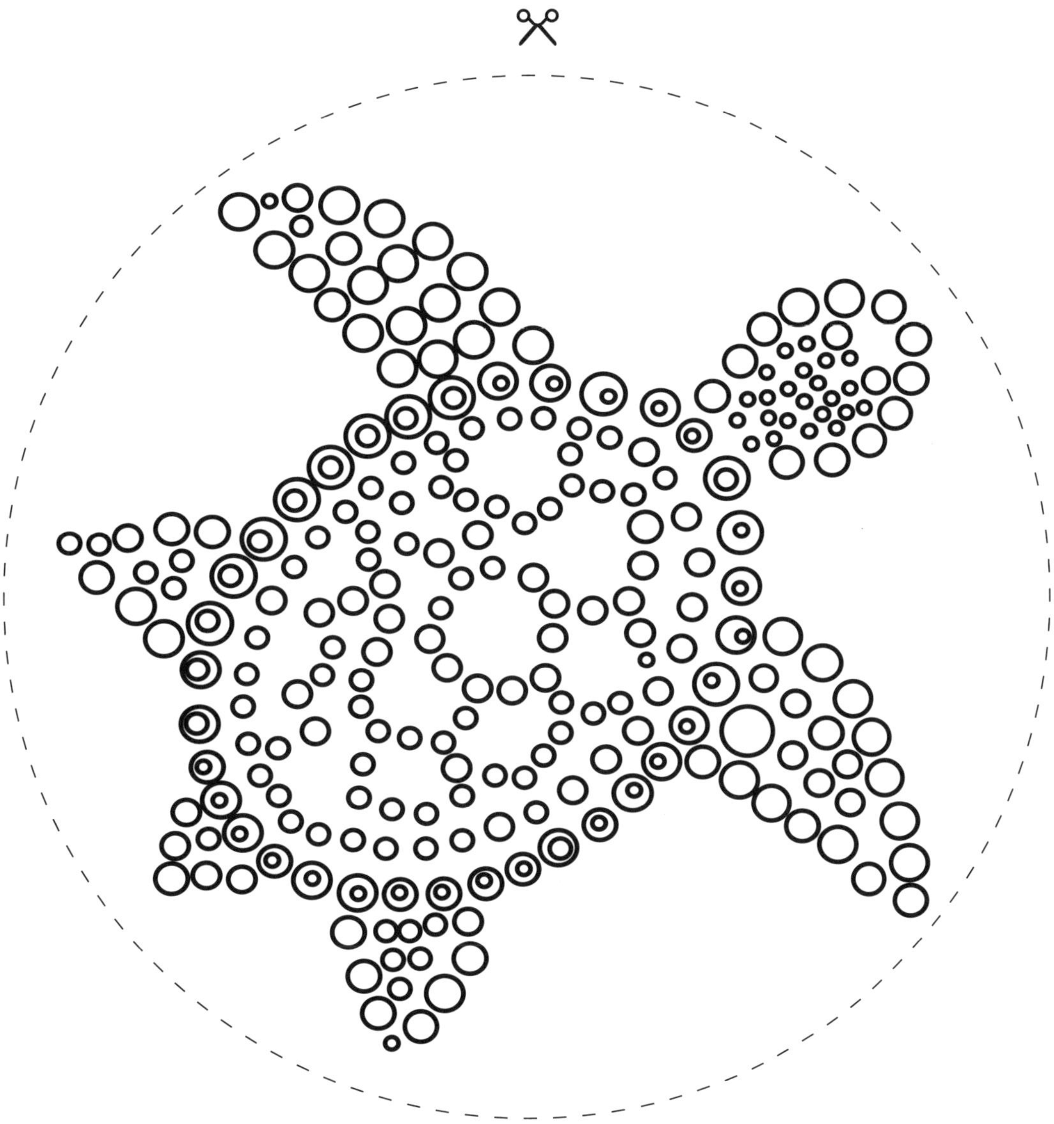

원 그림

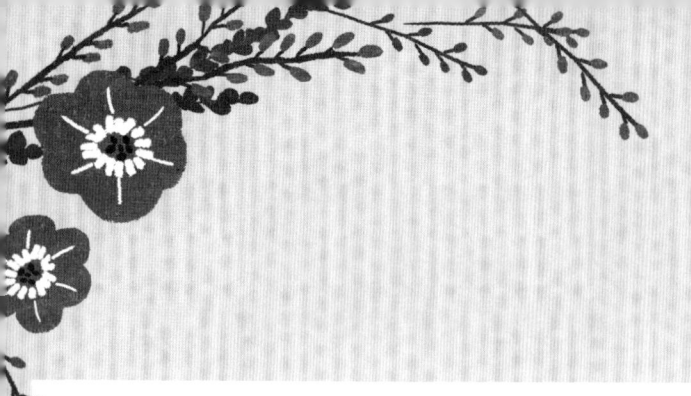

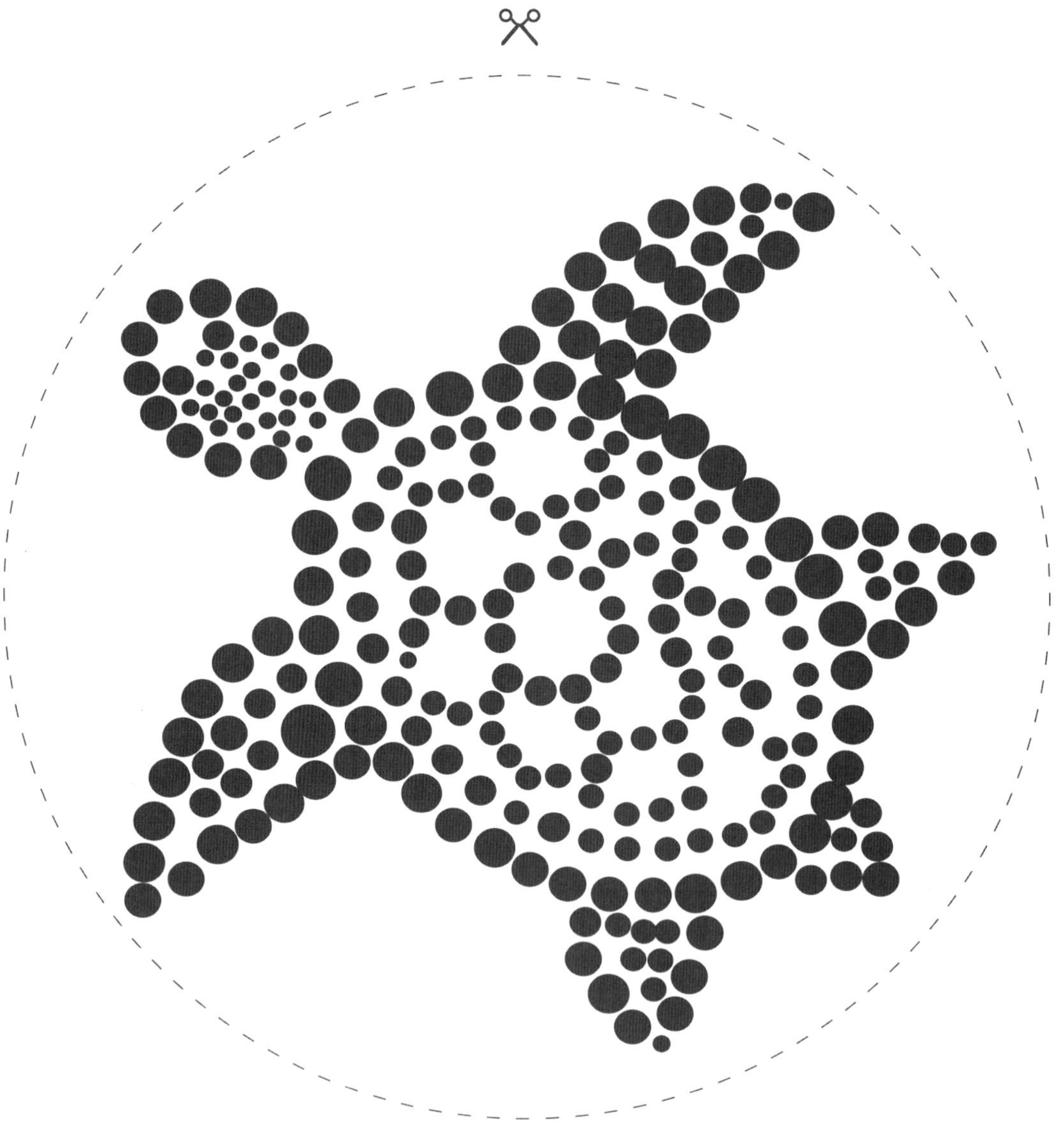

76

시니어 엄마의 감성 놀이터

작은 원 안을 여러가지 색으로 칠하고
동그랗게 오린 후 장식으로 사용해 보세요.

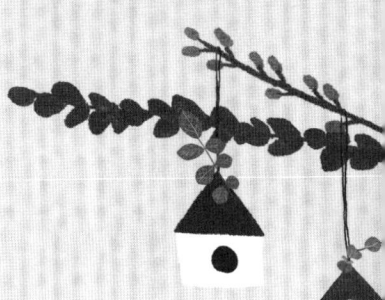

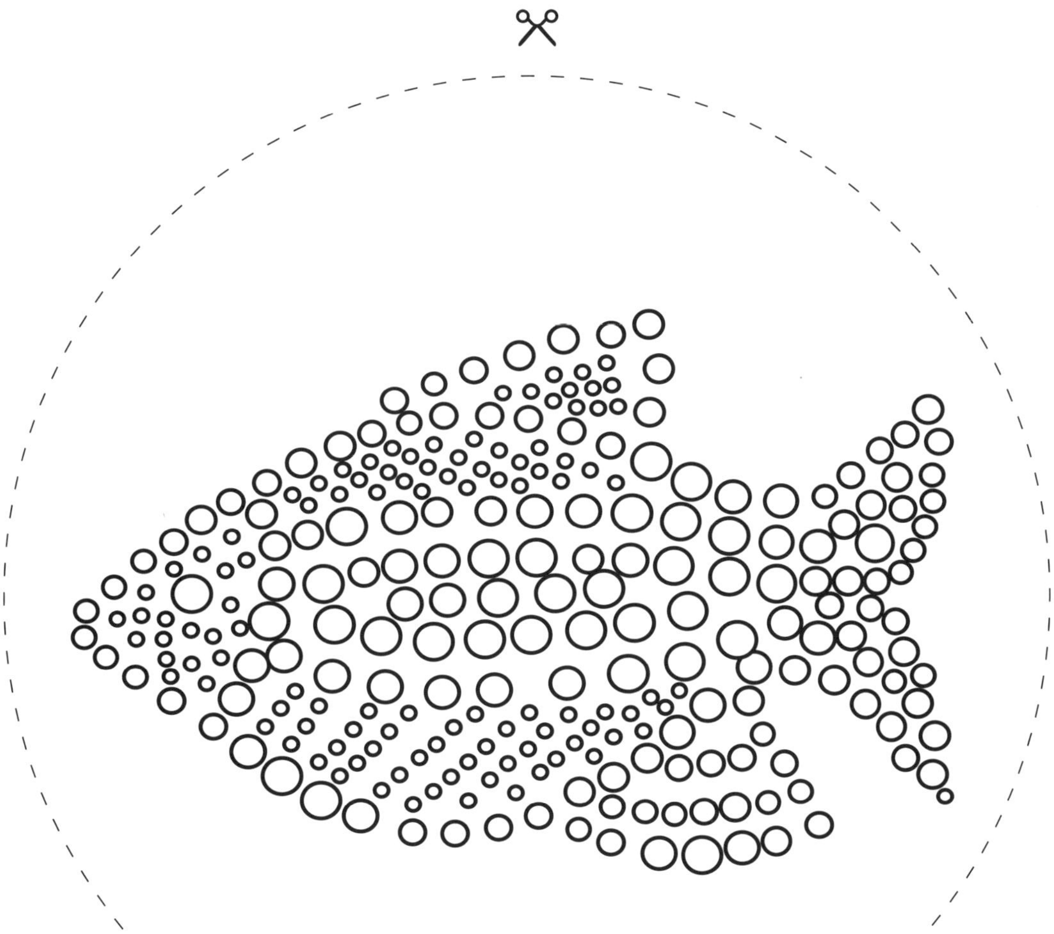

77
원 그림

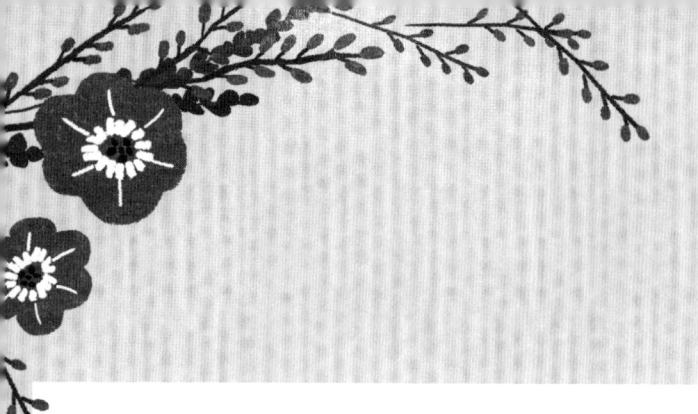

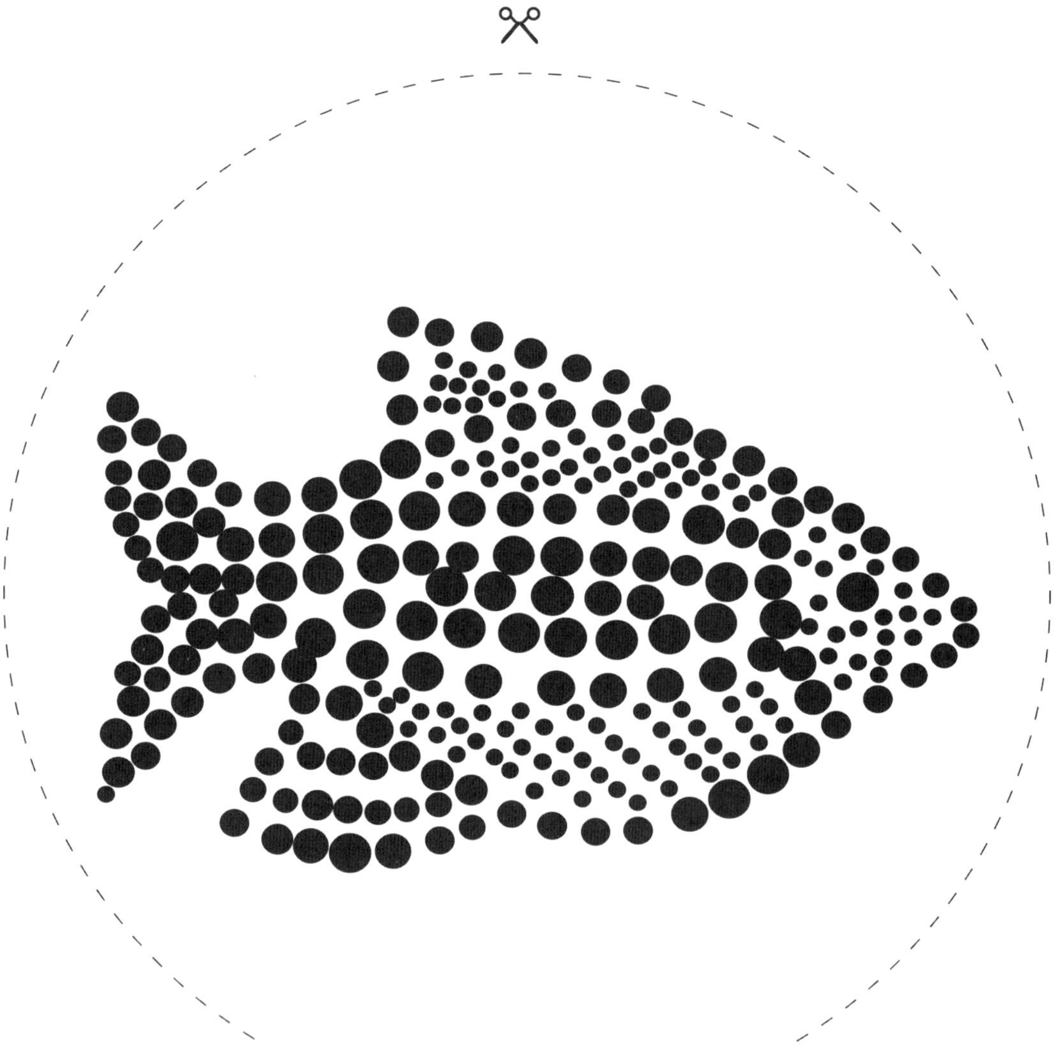

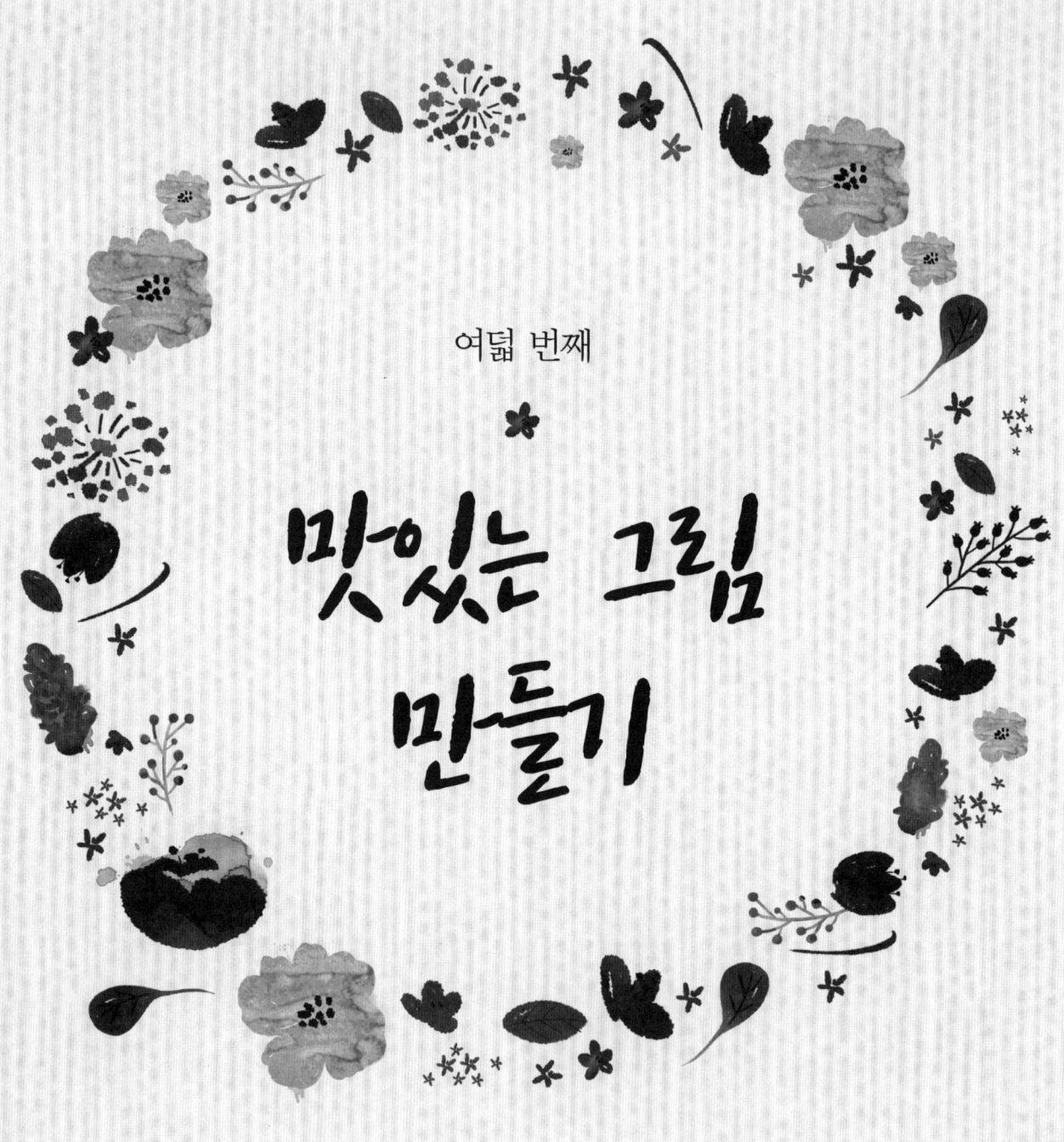

여덟 번째

맛있는 그림 만들기

요리를 위해 가위와 풀, 색연필을 준비해 주세요. 멋진 음식이 부엌이 아닌 어머니의 손에서 만들어집니다.

아래 과일들을 가위로 잘라
케이크 위에 먹음직스럽게 붙인 후 색칠해 보세요.

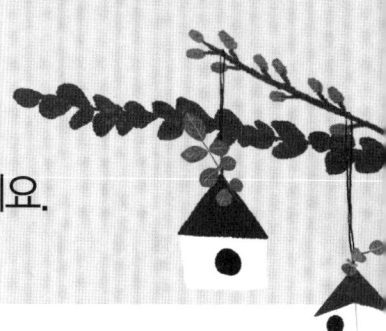

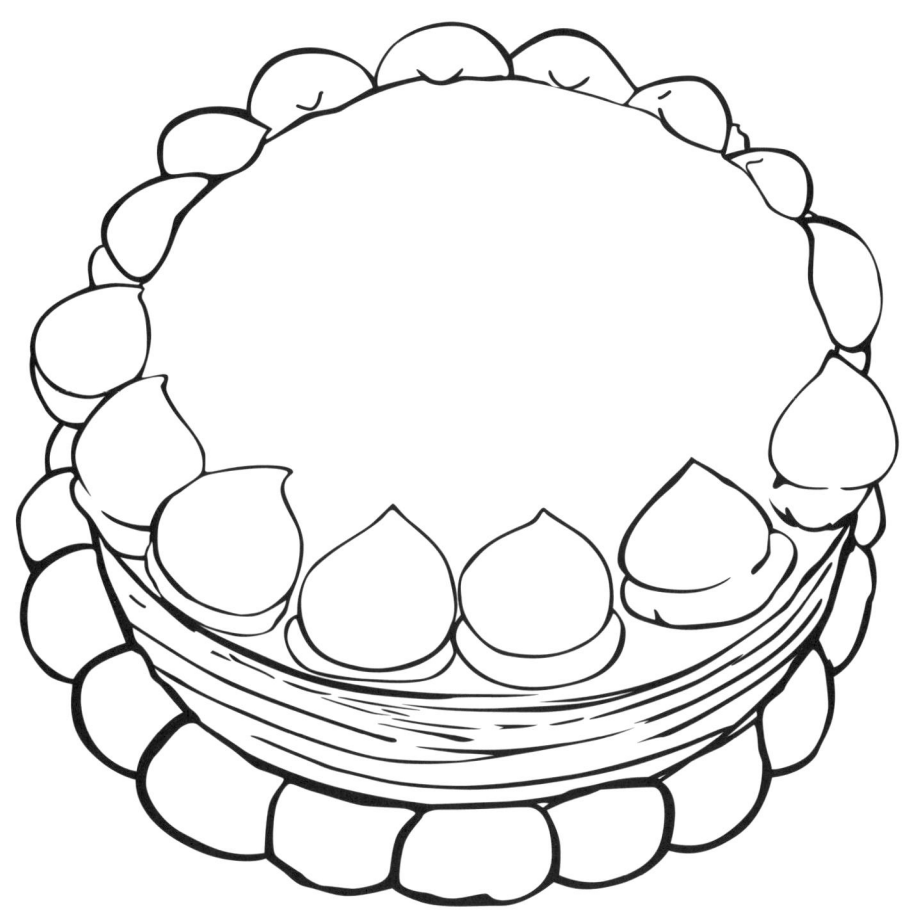

자르는 선 ·······✂

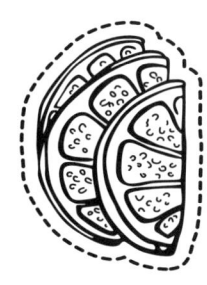 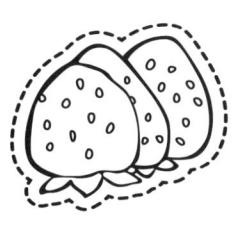 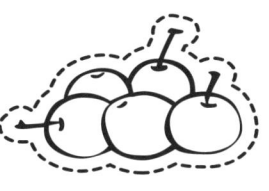 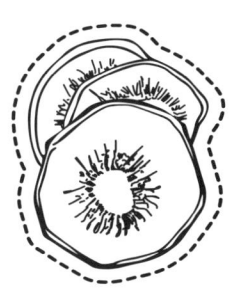 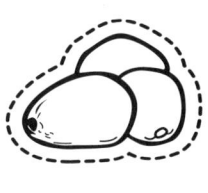

맛있는 그림 만들기

아래 꽃잎을 전 위에 붙인 후 색칠해 보세요.
맛있는 화전이 만들어집니다.

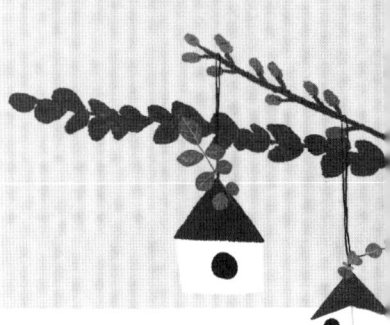

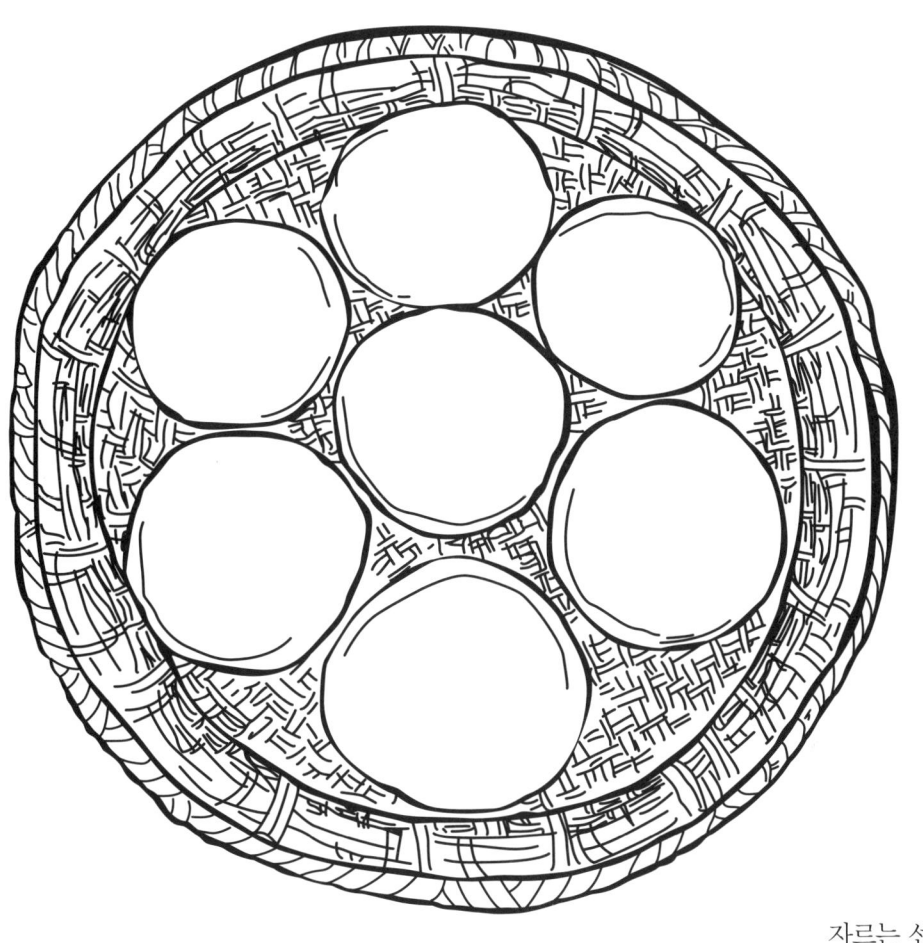

자르는 선 ········ ✂

맛있는 그림 만들기

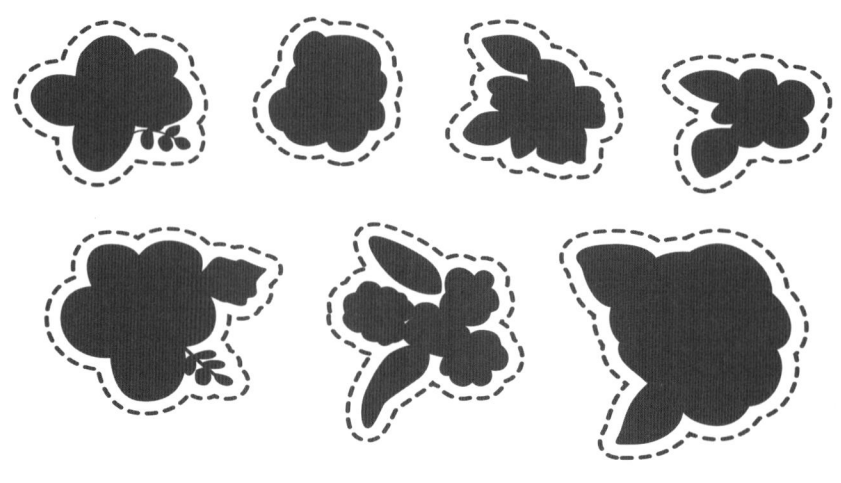

아래 재료를 밥 위에 붙인 후 색칠해 보세요.
먹음직스러운 비빔밥이 만들어집니다.

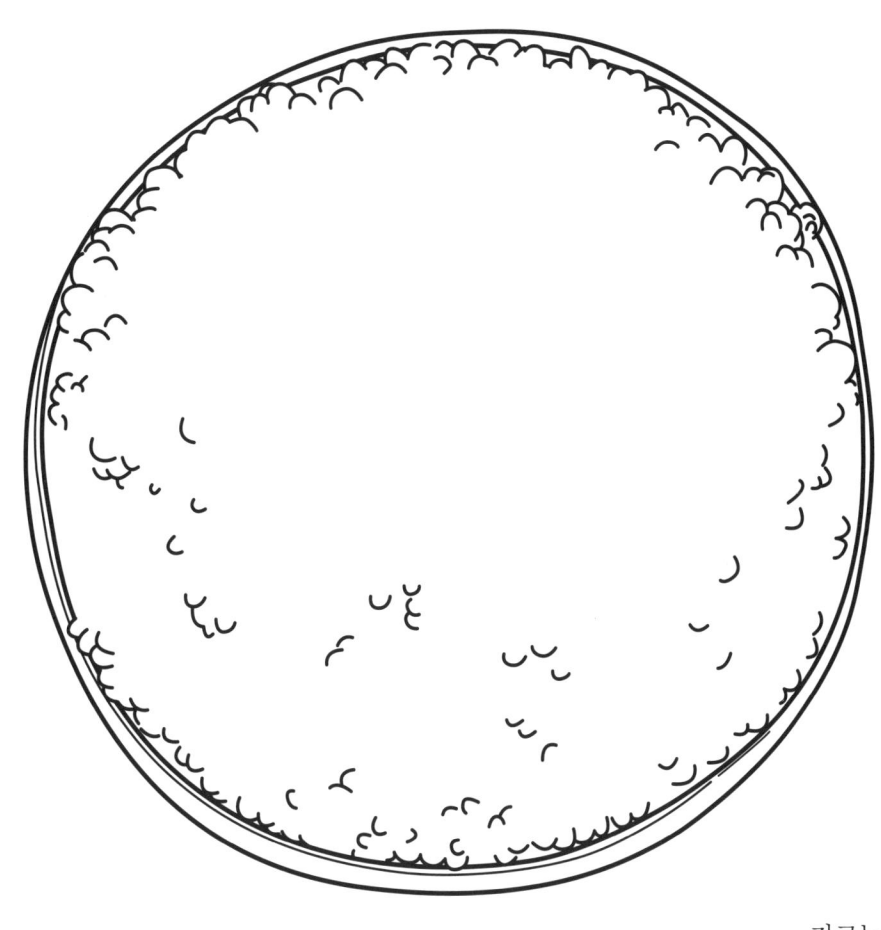

자르는 선 ········ ✂

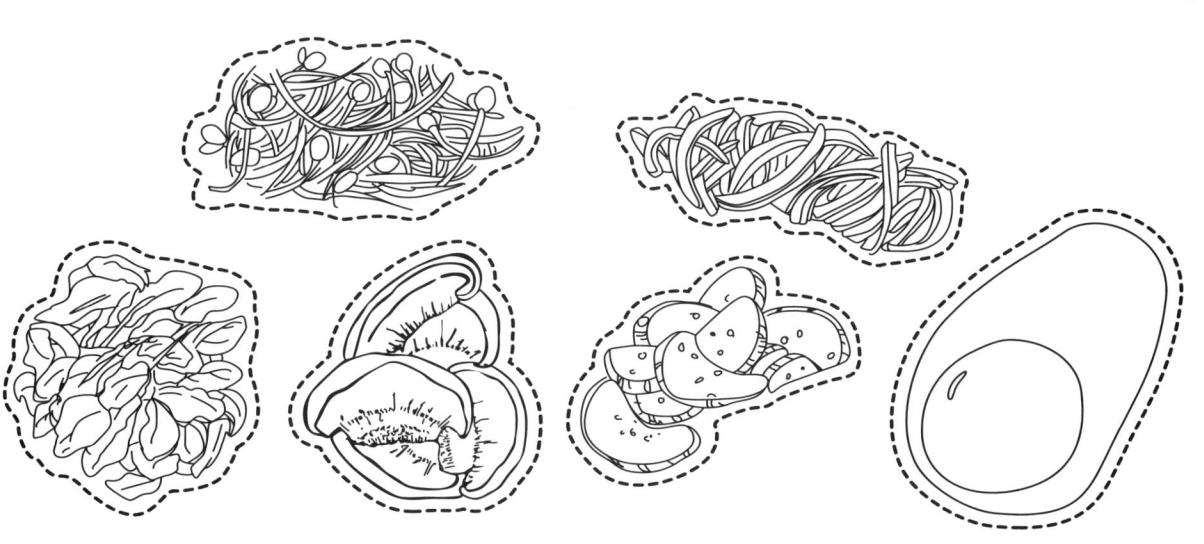

맛있는 그림 만들기

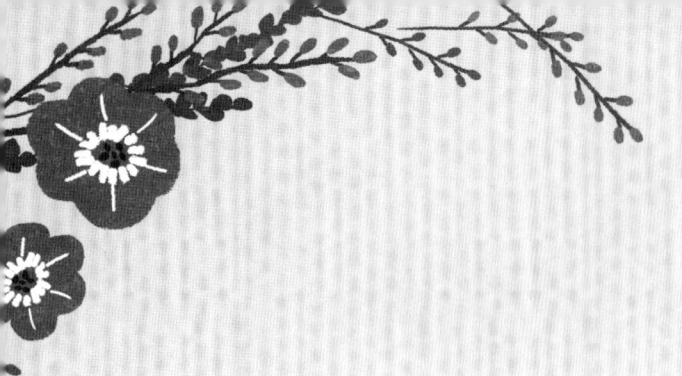

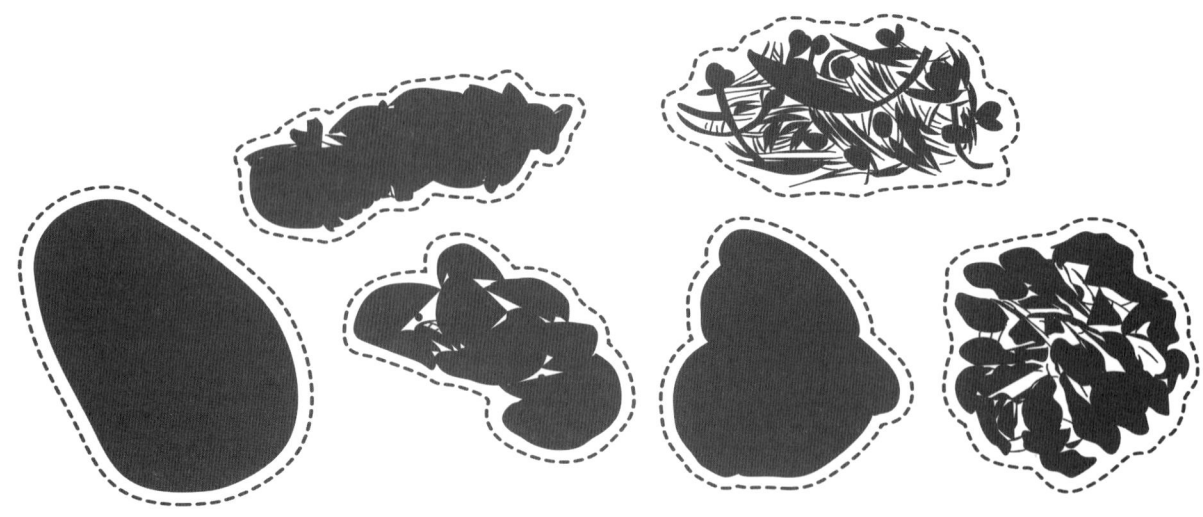

시니어 엄마의 감성 놀이터

아홉 번째

화분 만들기

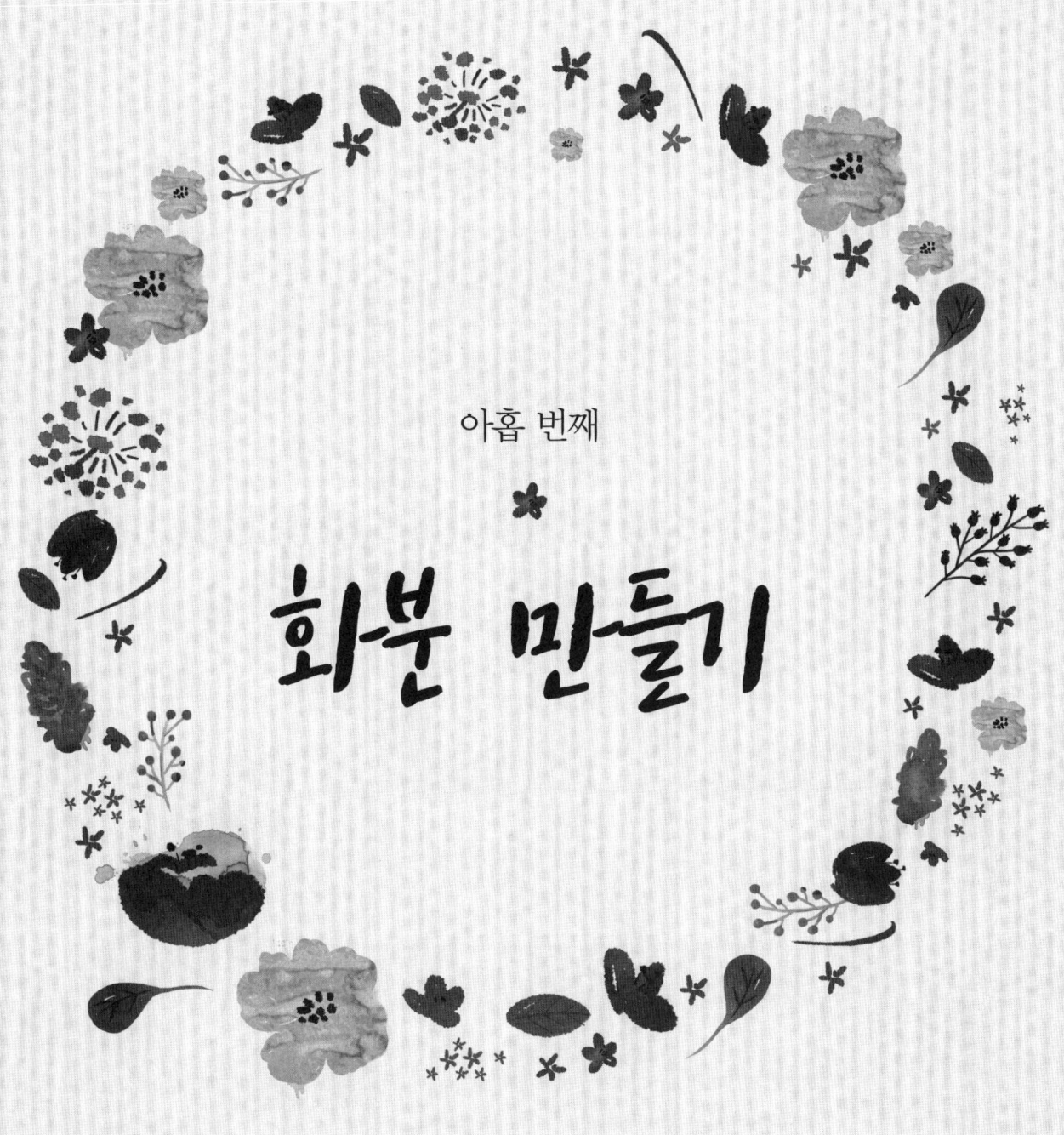

마음 속 정원에 들여놓을 화분을 만들 거예요. 멋진 문양이 있는 화분과 꽃병에 싱싱하고 푸르른 잎과 화려한 꽃이 있는 생각만으로도 마음이 맑아집니다.

화분의 반쪽을 같은 문양으로 그린 후 색칠해서 완성해 보세요.

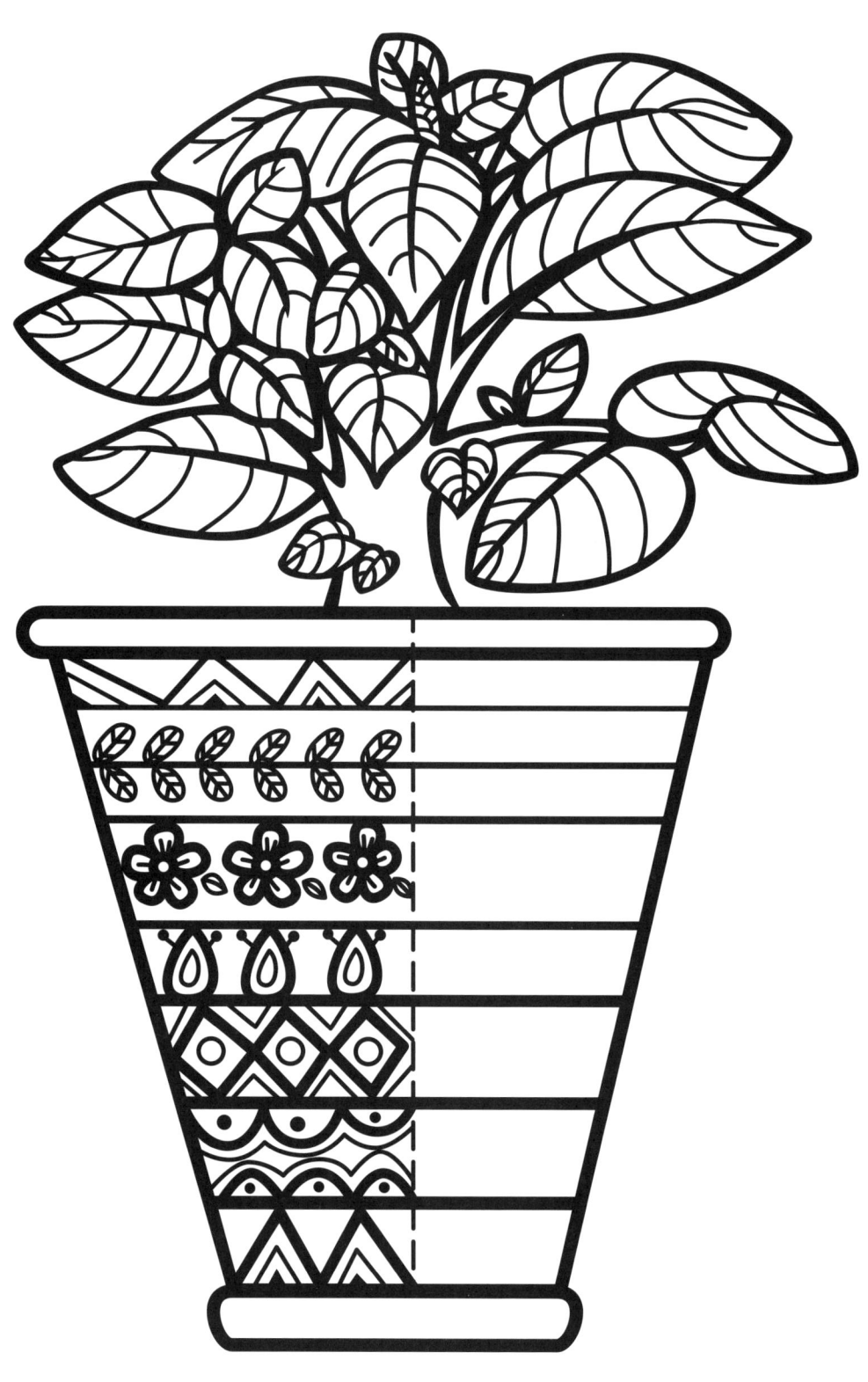

- 정답 -

화분 만들기

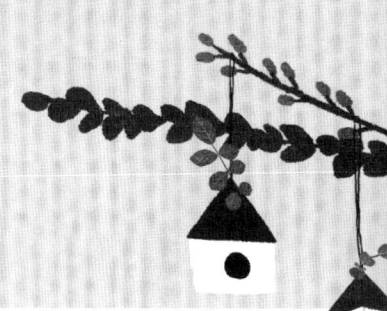

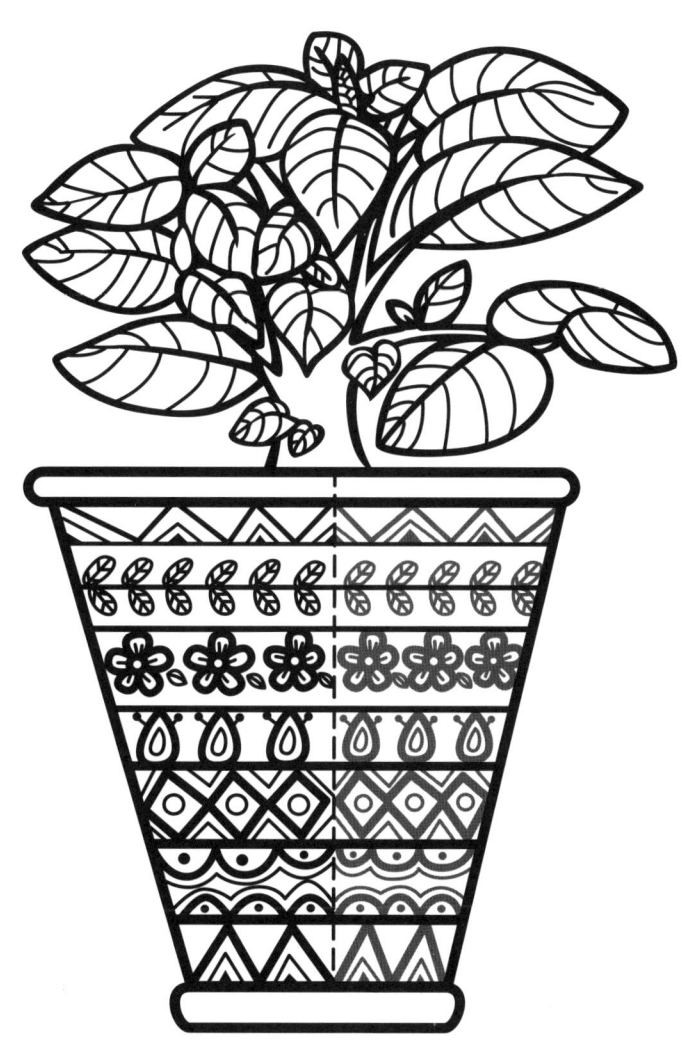

89

화분 만들기

화분의 반쪽을 같은 문양으로 그린 후

색칠해서 완성해 보세요.

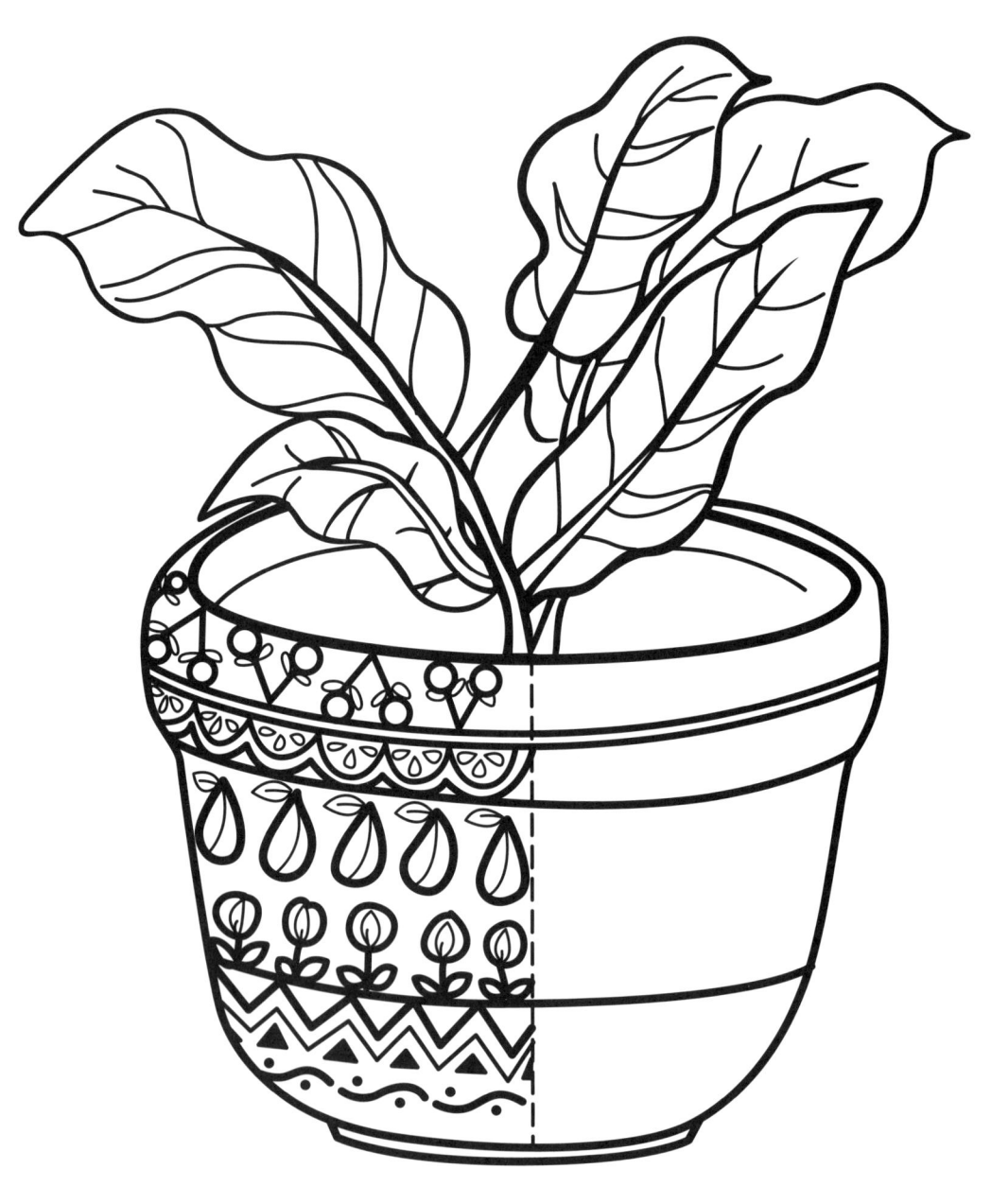

— 정답 —

화분 만들기

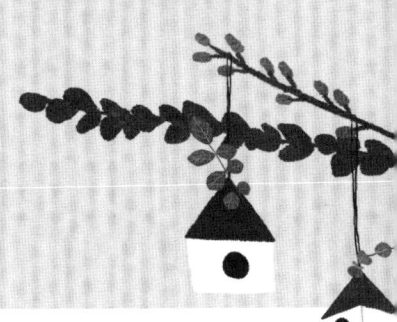

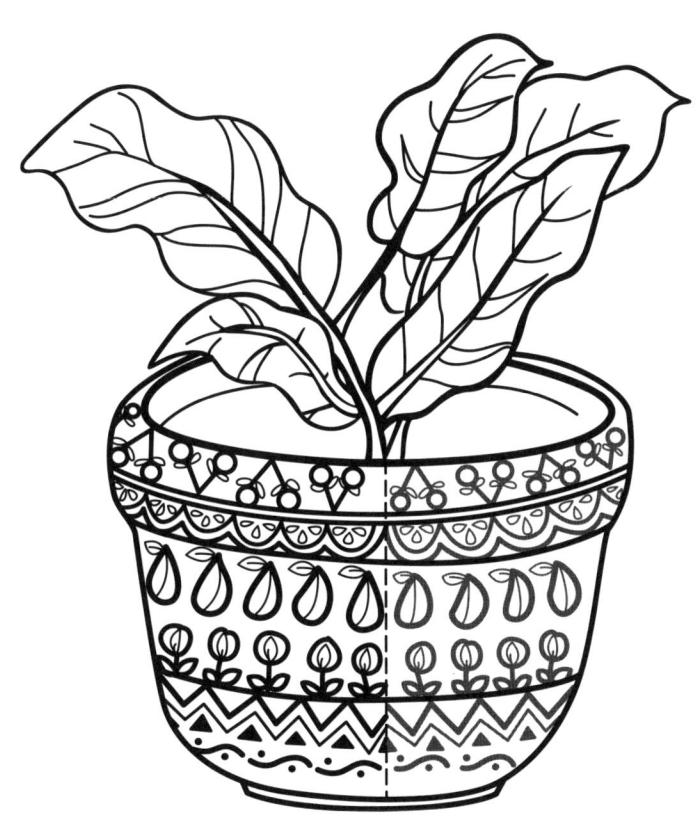

화분 만들기

화분의 반쪽을 같은 문양으로 그린 후
색칠해서 완성해 보세요.

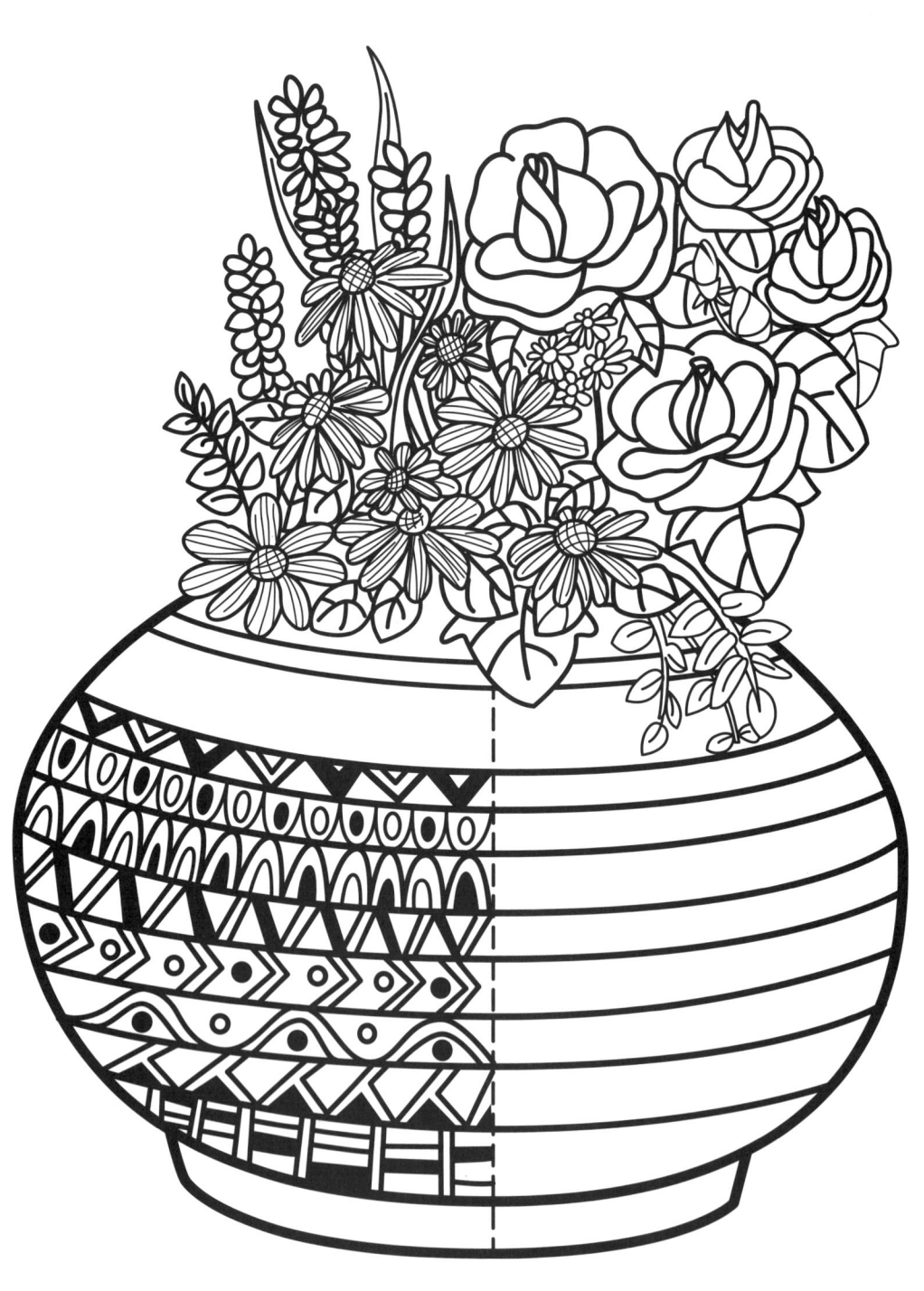

— 정답 —

화분 만들기

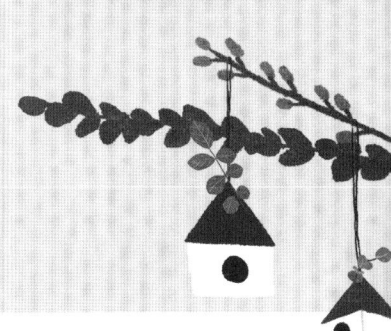

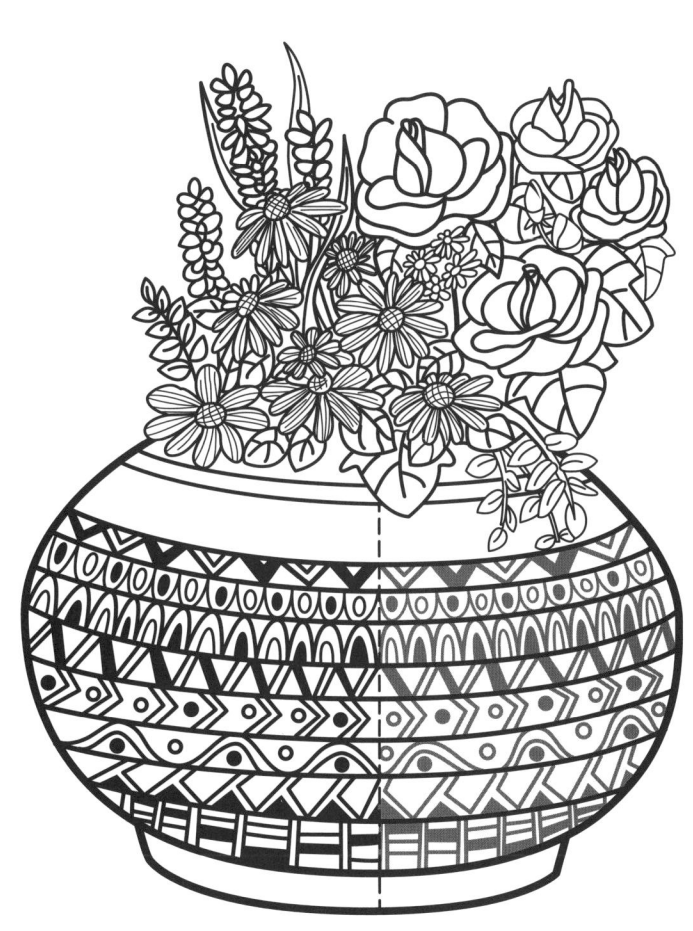

화분 만들기

열 번째

점선 연결하고 색칠하기

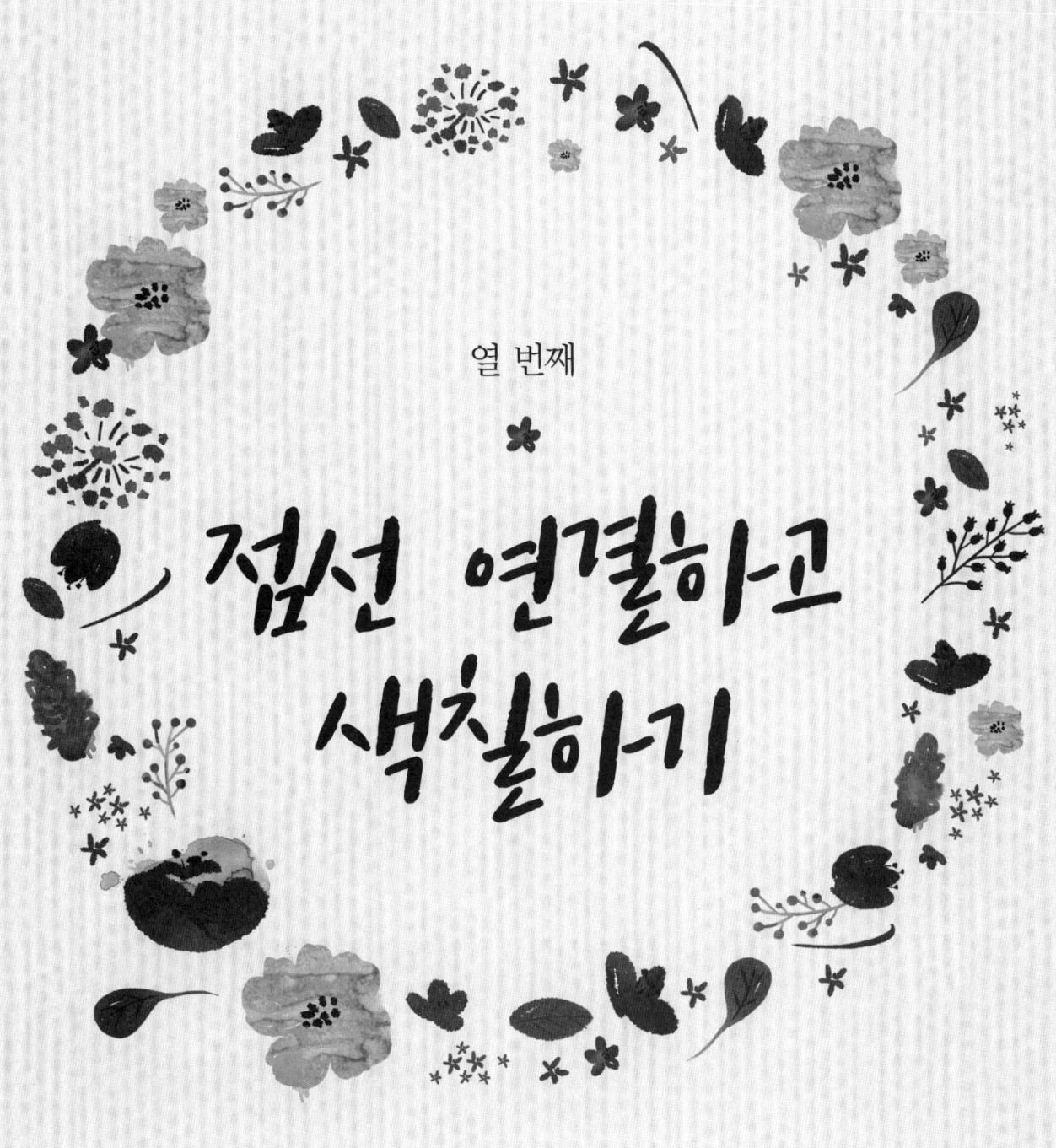

작은 점들을 연결하면 아름다운 그림이 만들어집니다. 점을 연결한 후 다양한 색으로 칠해 주세요.

점선을 따라 그린 후
예쁘게 색칠해 보세요.

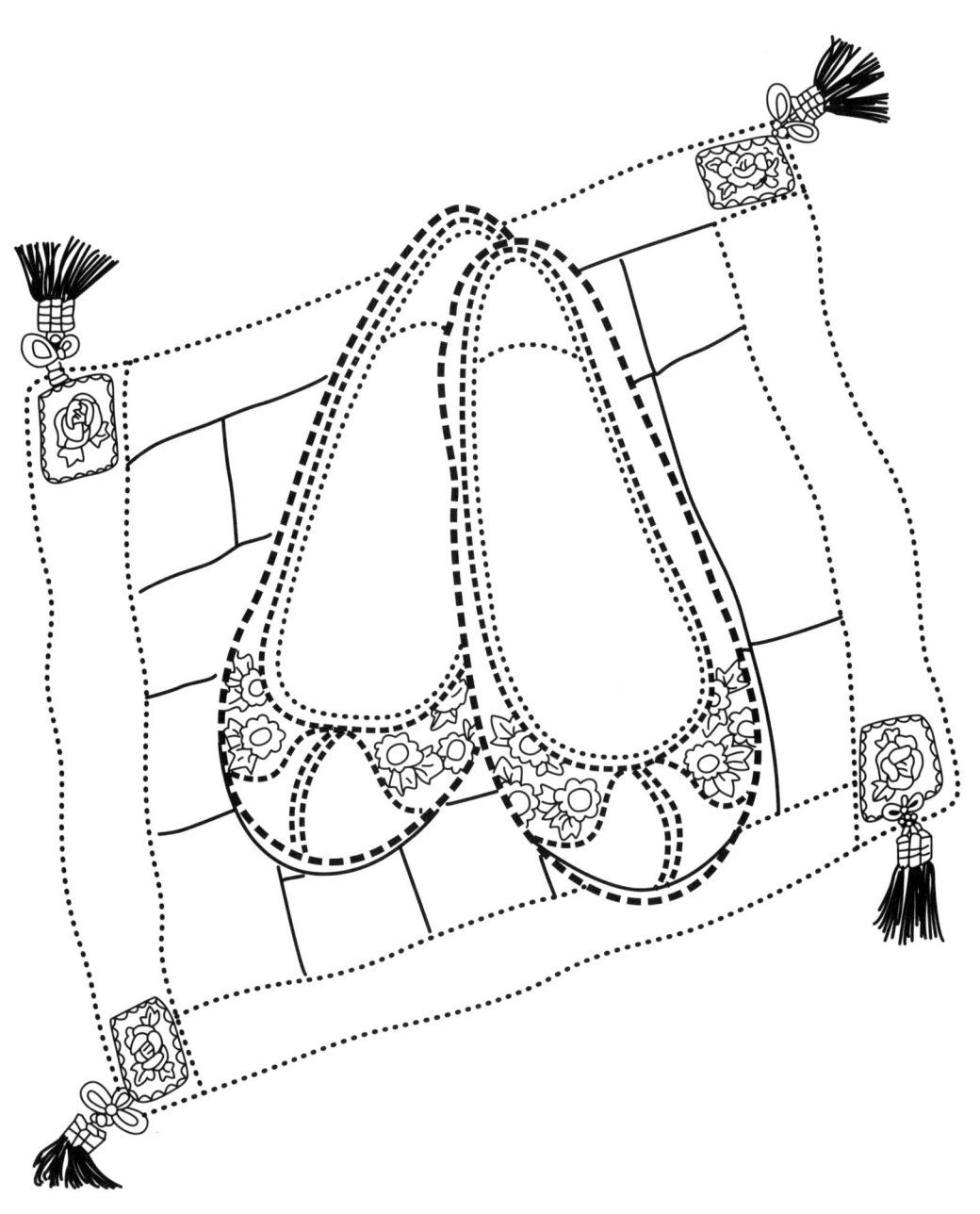

- 정답 -

점선 연결하고 색칠하기

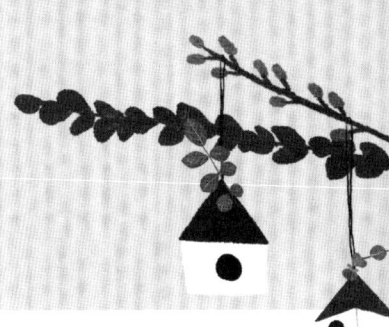

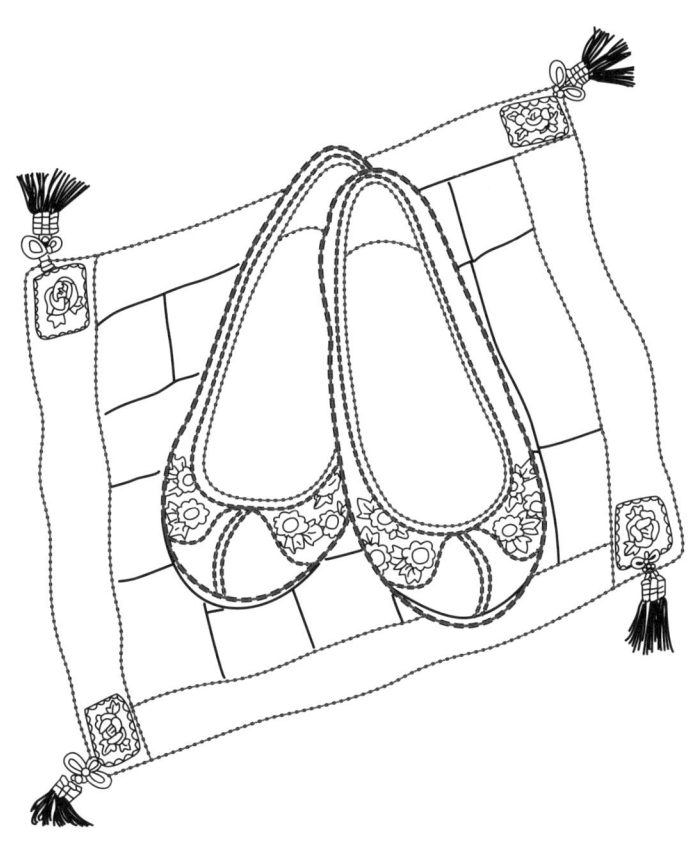

점선 연결하고 색칠하기

점선을 따라 그린 후
예쁘게 색칠해 보세요.

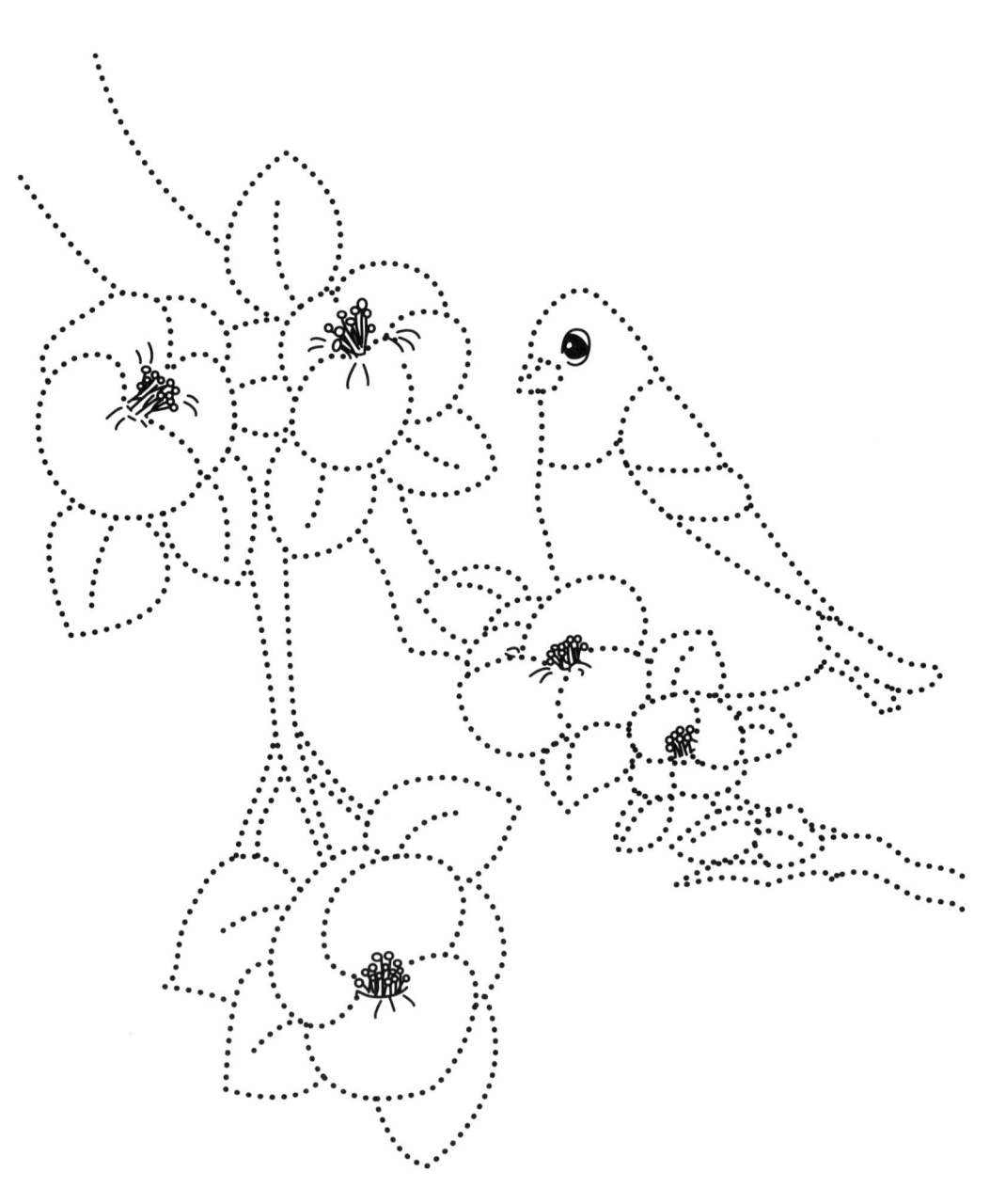

— 정답 —

점선 연결하고 색칠하기

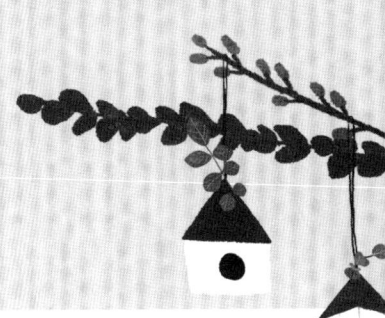

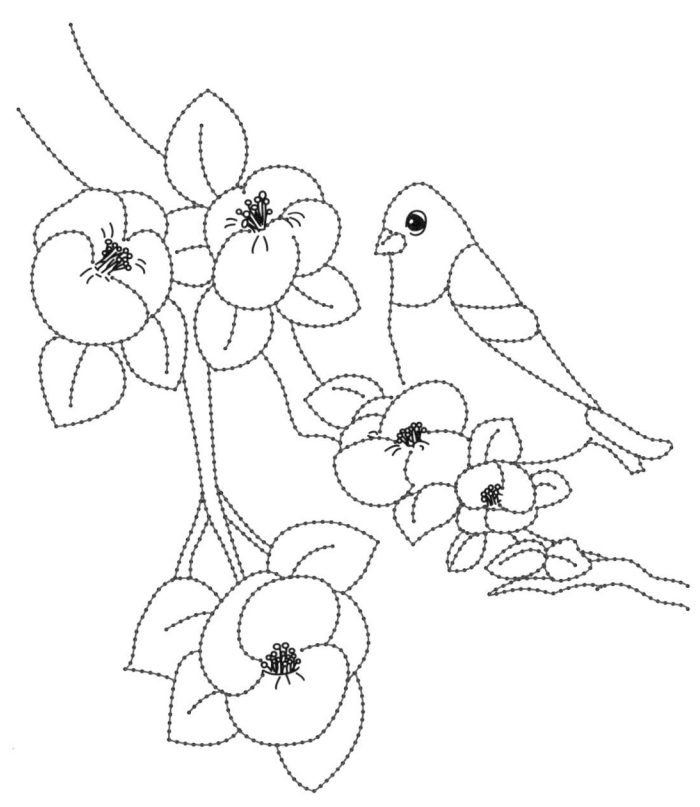

점선 연결하고 색칠하기

점선을 따라 그린 후
예쁘게 색칠해 보세요.

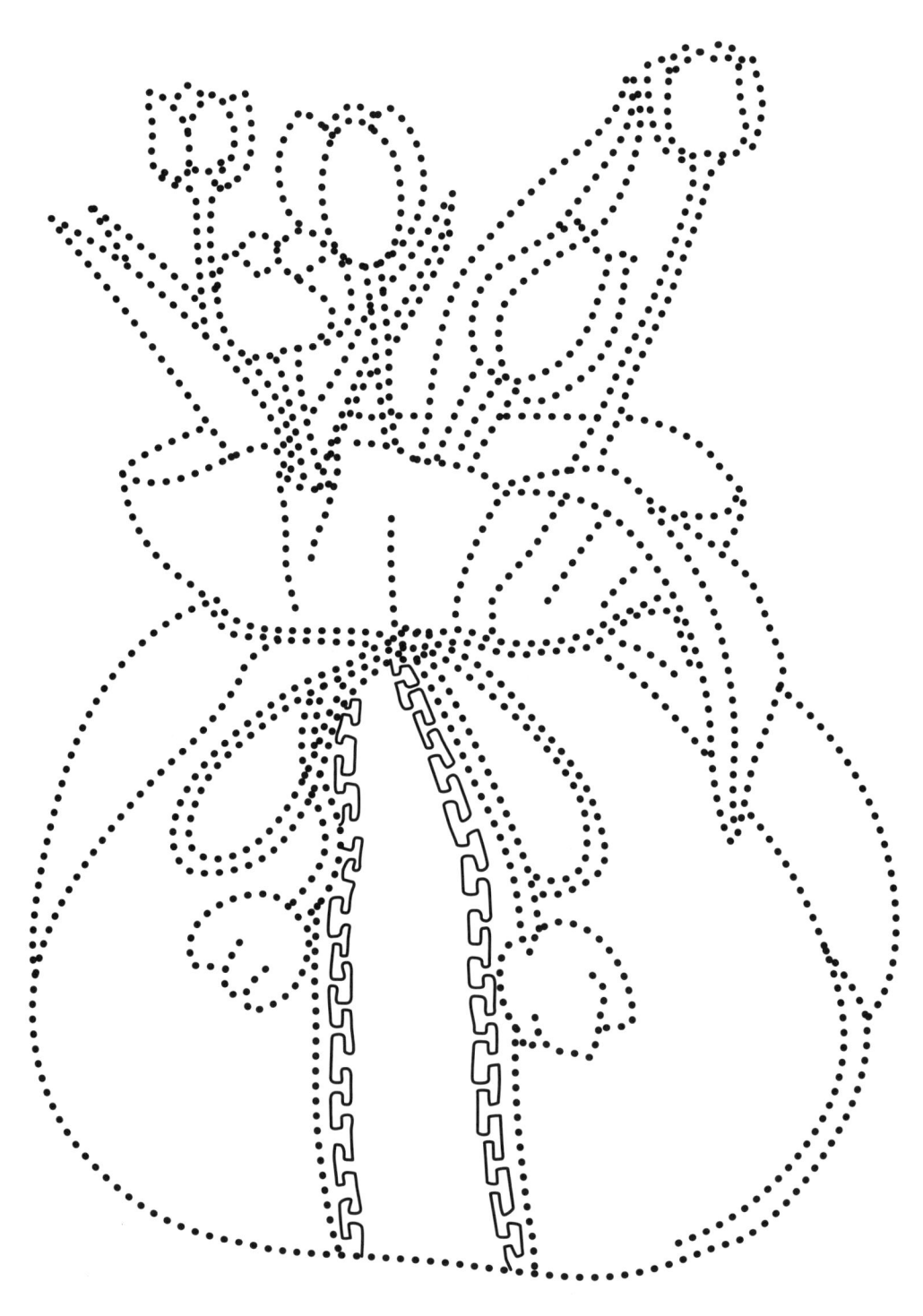

- 정답 -

점선 연결하고 색칠하기

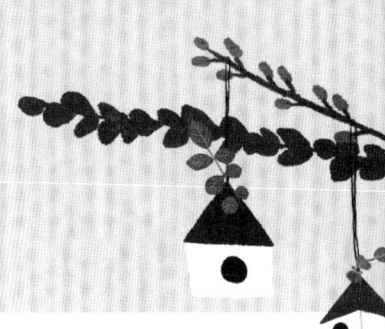

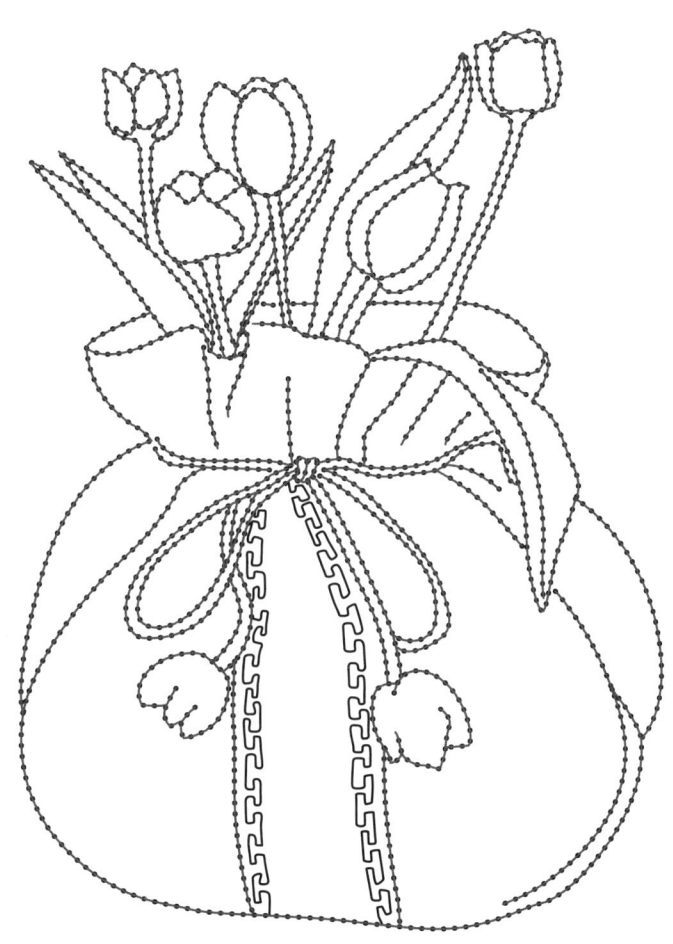

열한 번째

캘리그라피 색칠하기

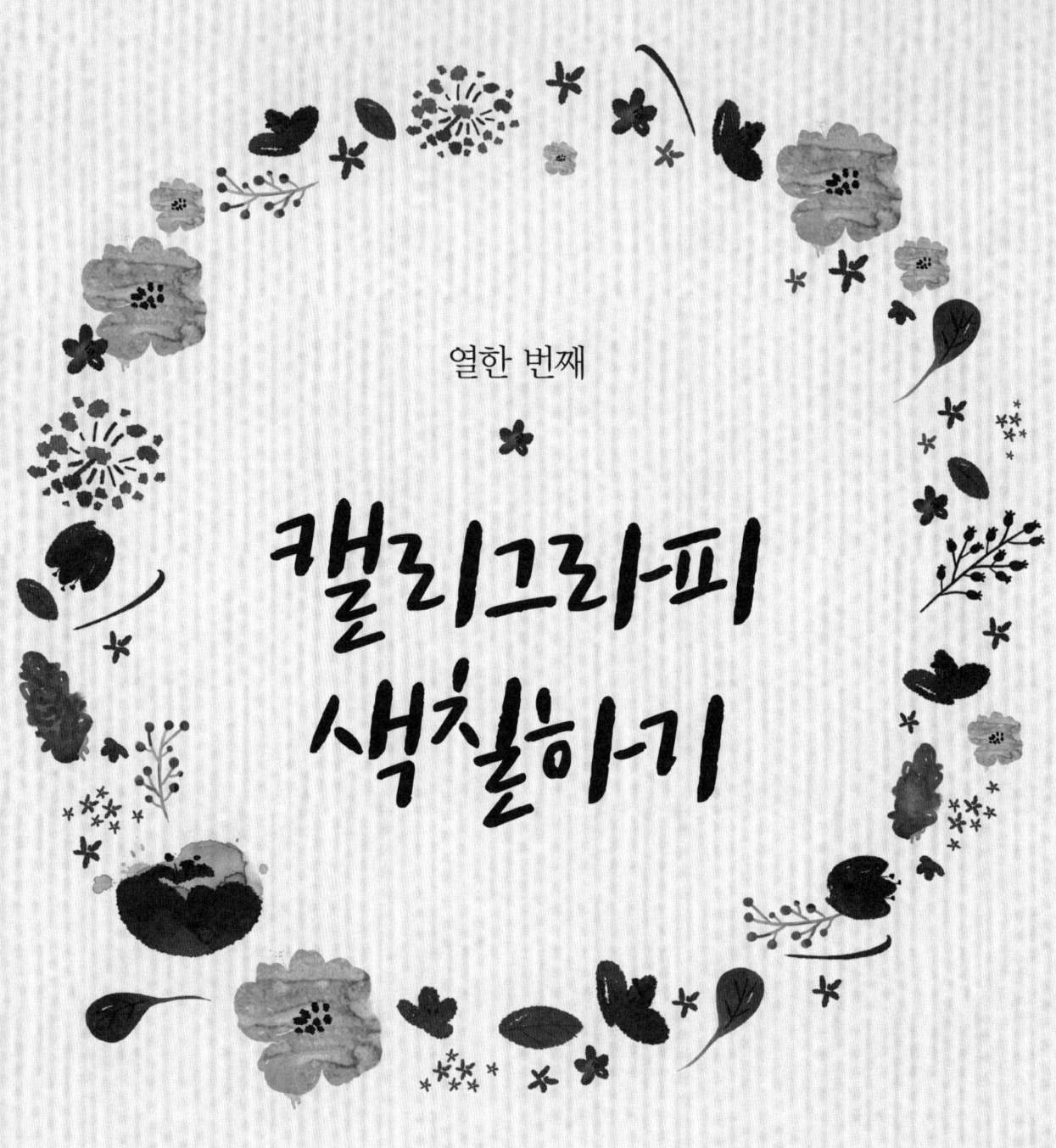

글자도 그림처럼 감성을 표현할 수 있어요. 그림처럼 꾸며진 글자들에도 예쁜 색을 입혀주세요.

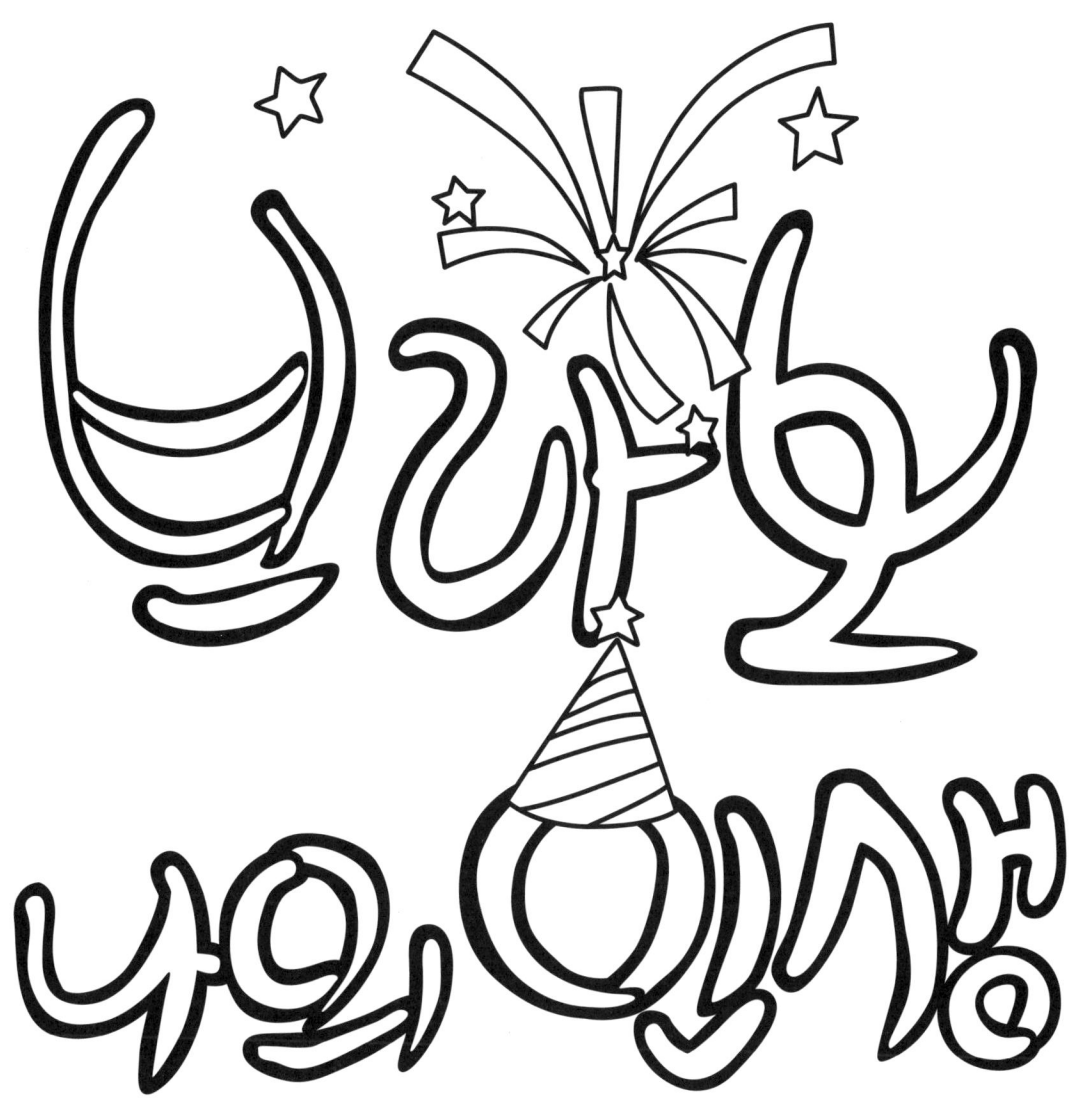

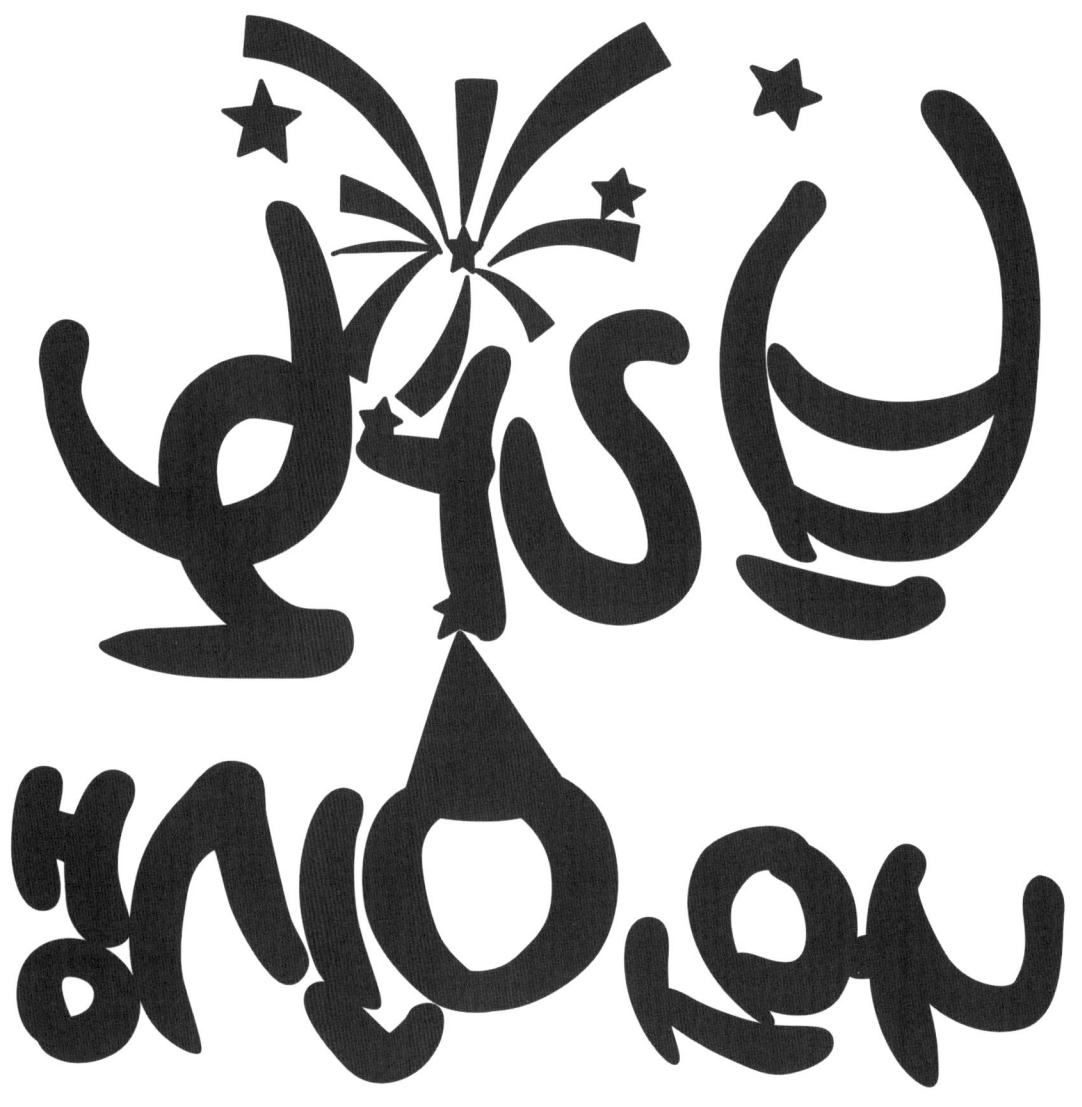

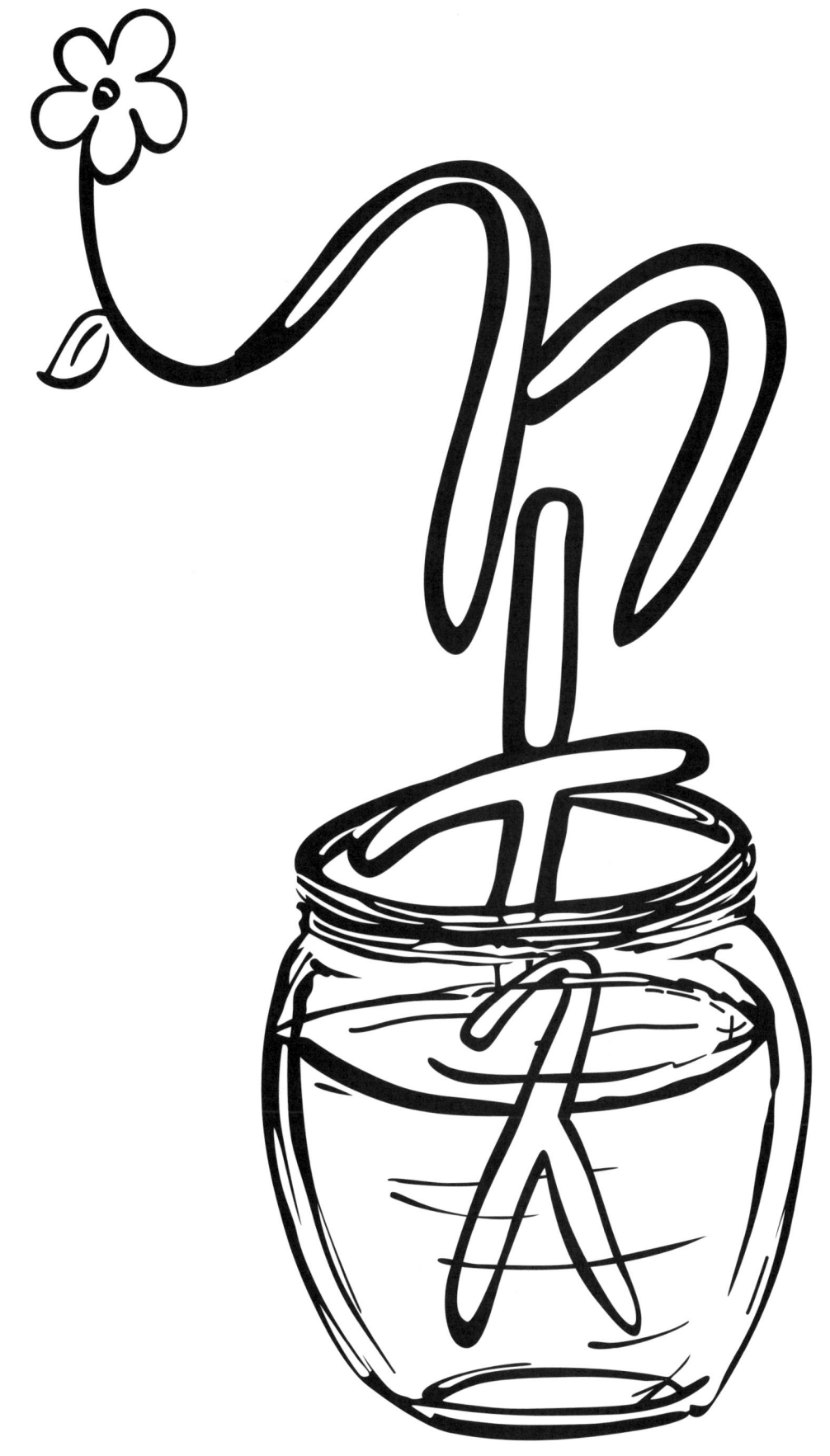

캘리그라피 색칠하기

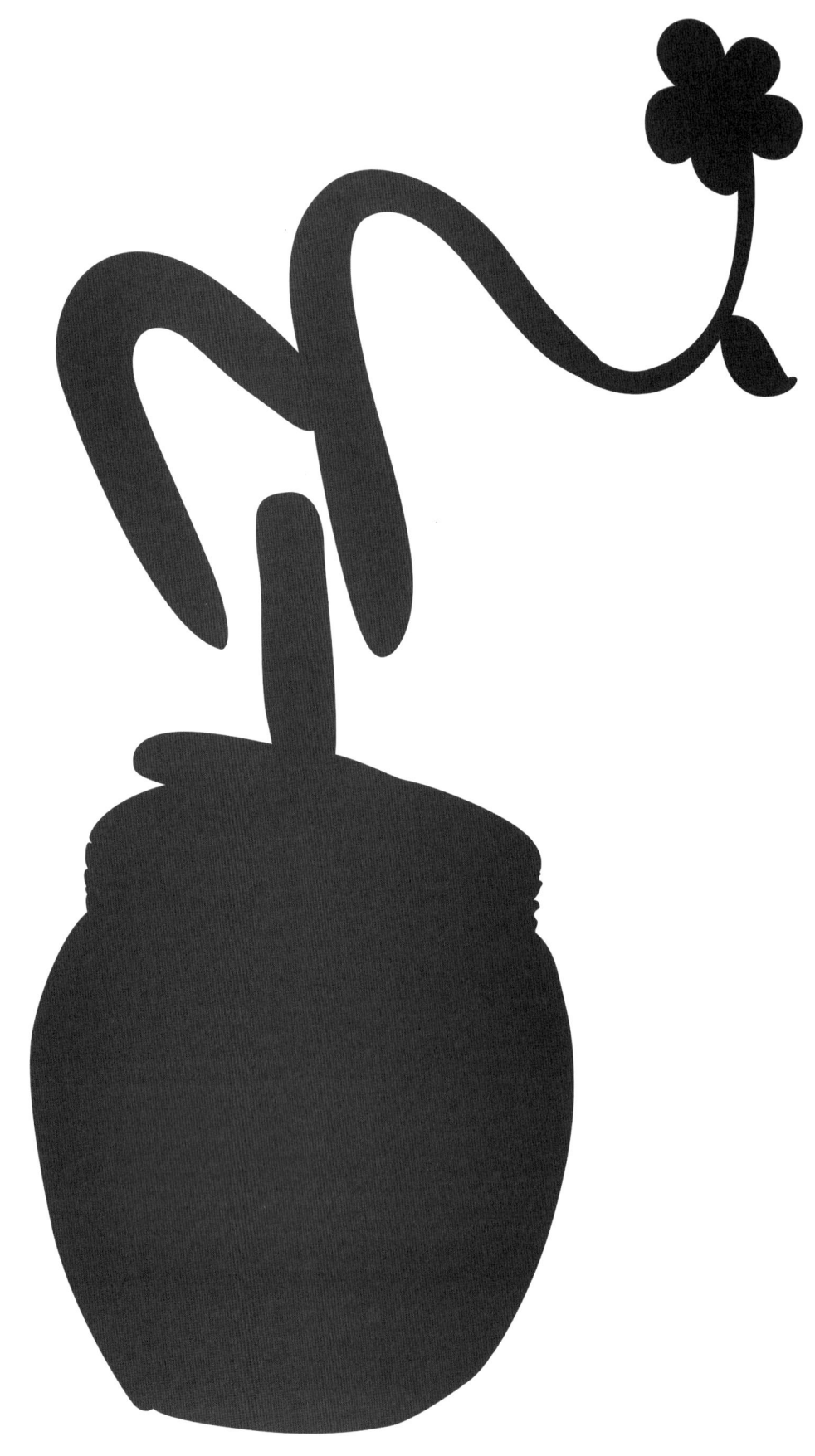

시니어 엄마의 감성 놀이터

캘리그라피 색칠하기

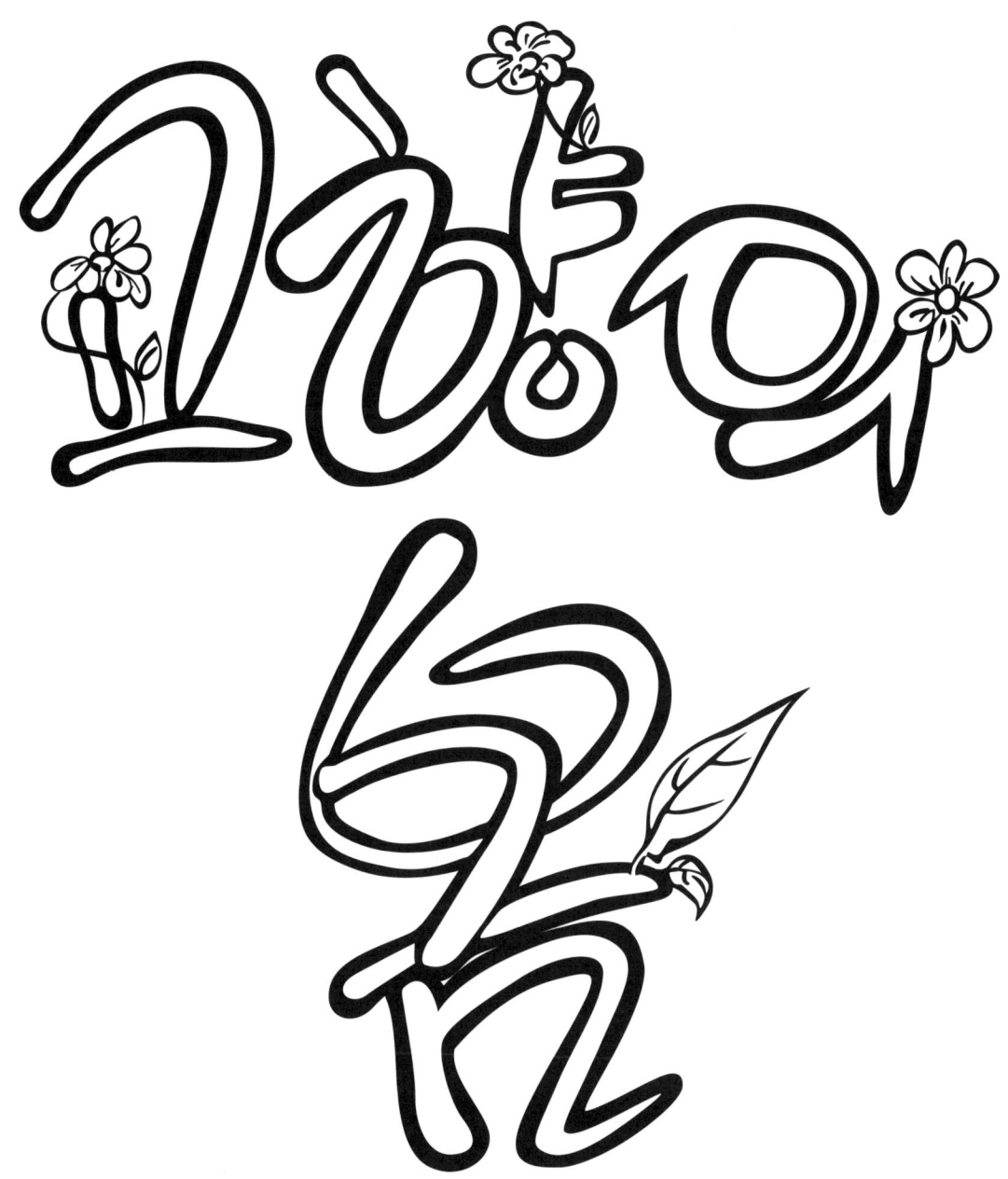

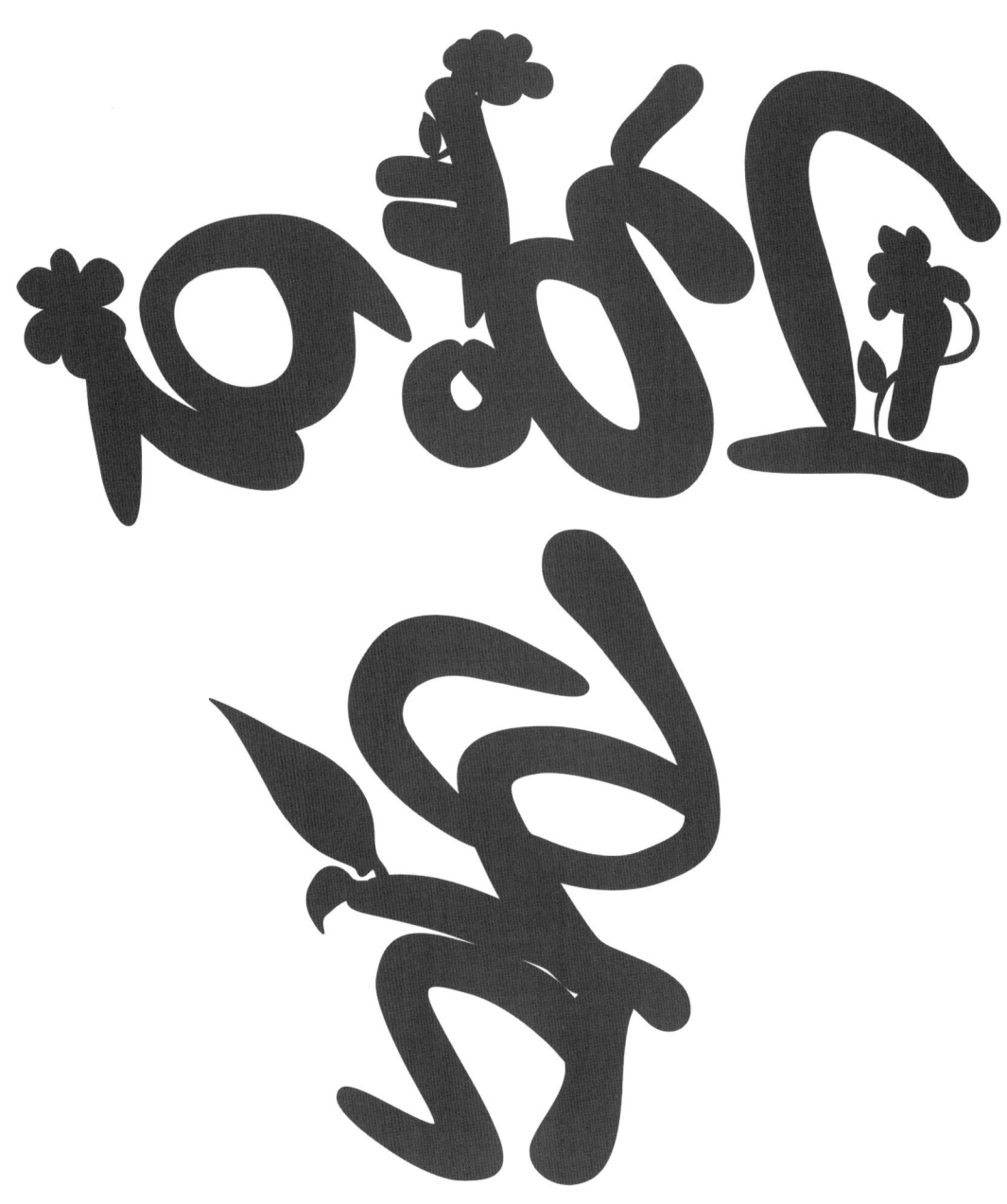

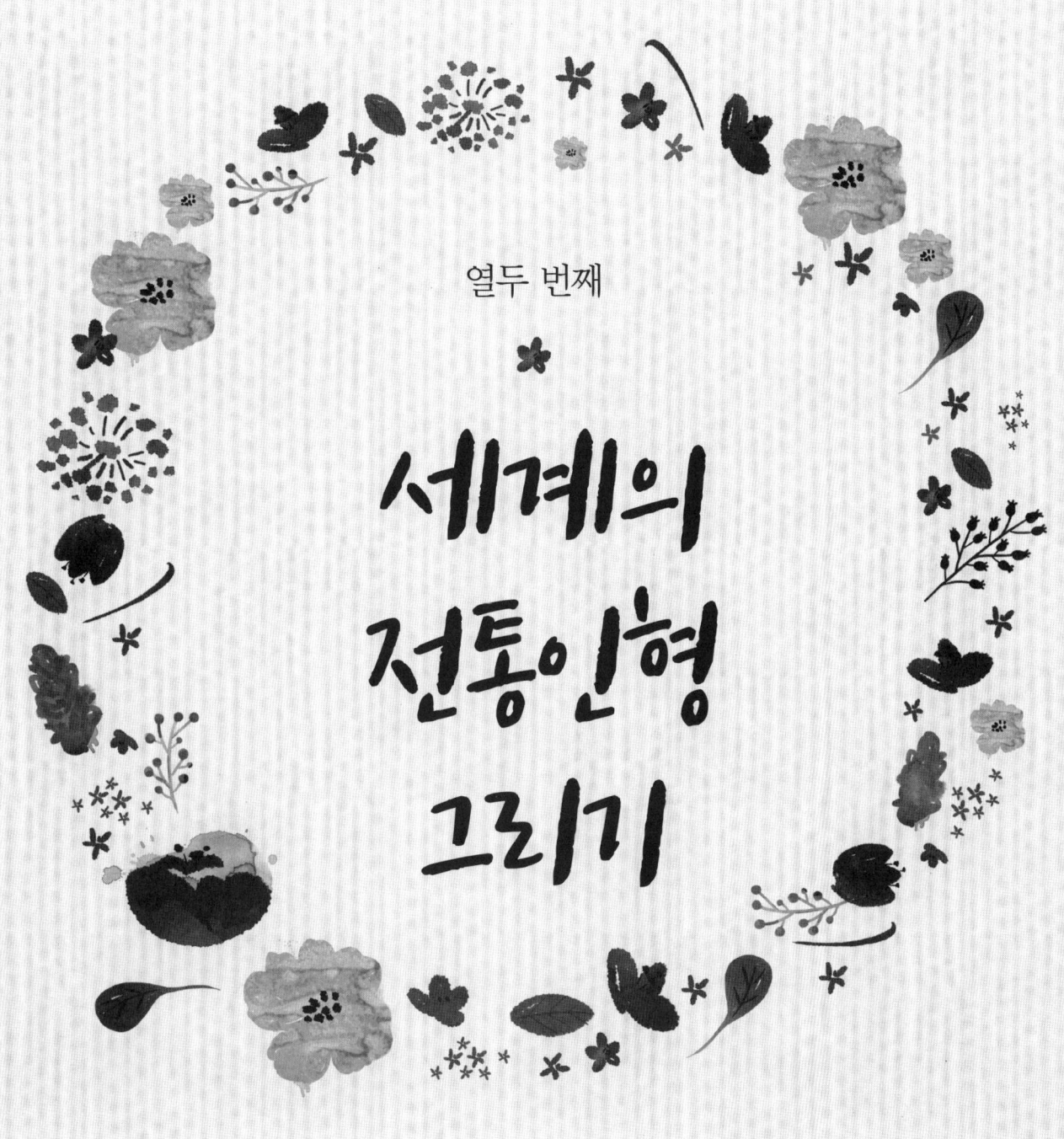

열두 번째

세계의 전통인형 그리기

세계 여행을 당장 떠날 수는 없지만 러시아의 화려한 전통인형과 일본의 목각인형을 그려보는 것도 여행만큼 즐거운 시간이 되실 거예요.

러시아 전통 인형인 마트료시카 인형이 반만 그려져 있네요.
왼쪽 그림을 보면서 반대편도 똑같이 그린 후
화려한 색깔로 칠해 보세요.

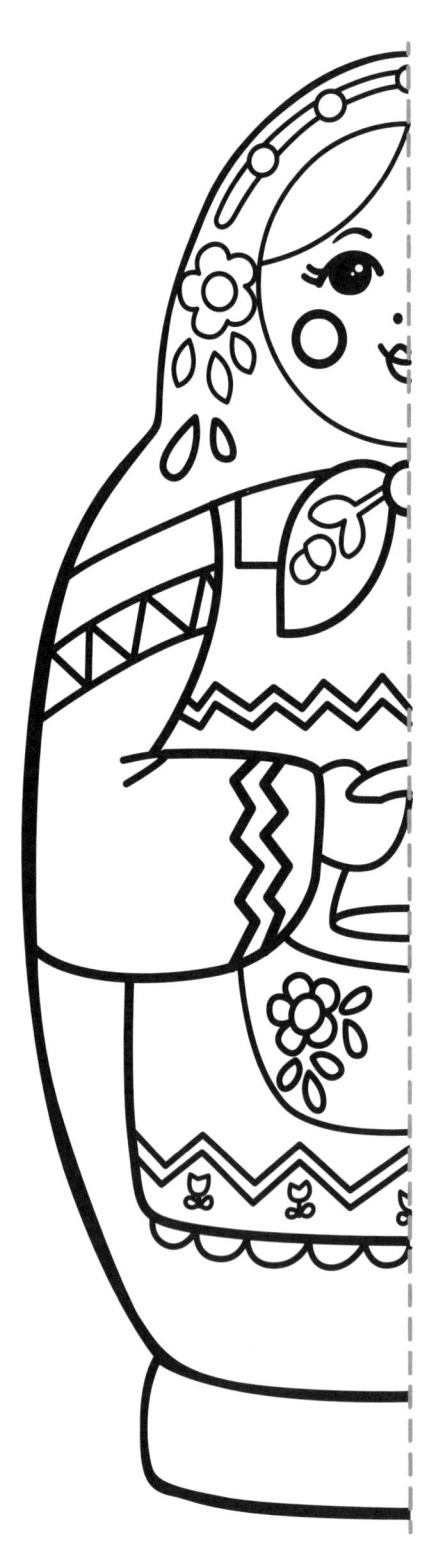

― 정답 ―
세계의 전통인형 그리기

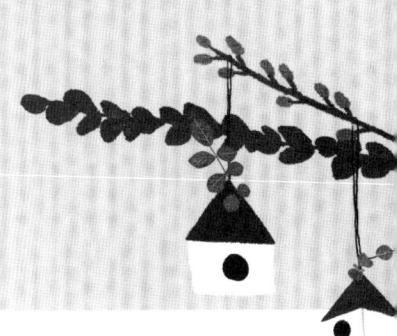

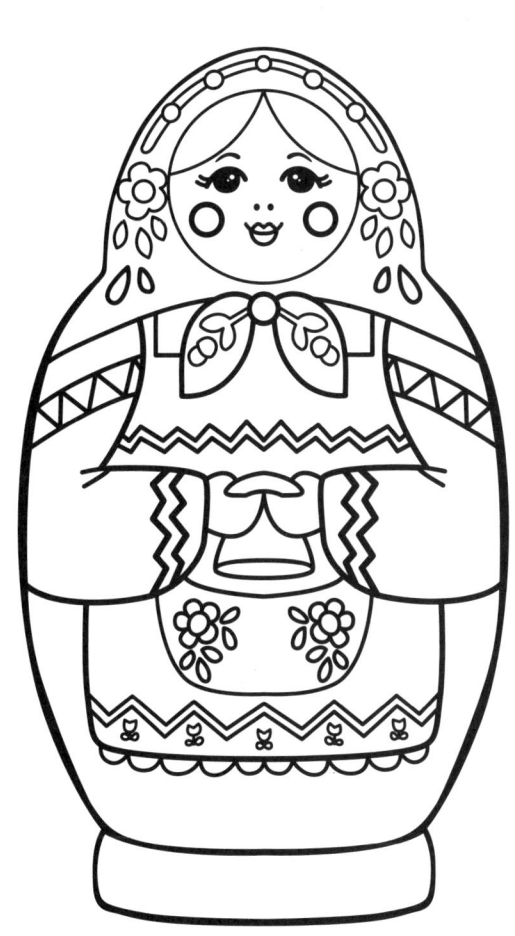

세계의 전통인형 그리기

러시아 전통 인형인 마트료시카 인형이 반만 그려져 있네요.
왼쪽 그림을 보면서 반대편도 똑같이 그린 후
화려한 색깔로 칠해 보세요.

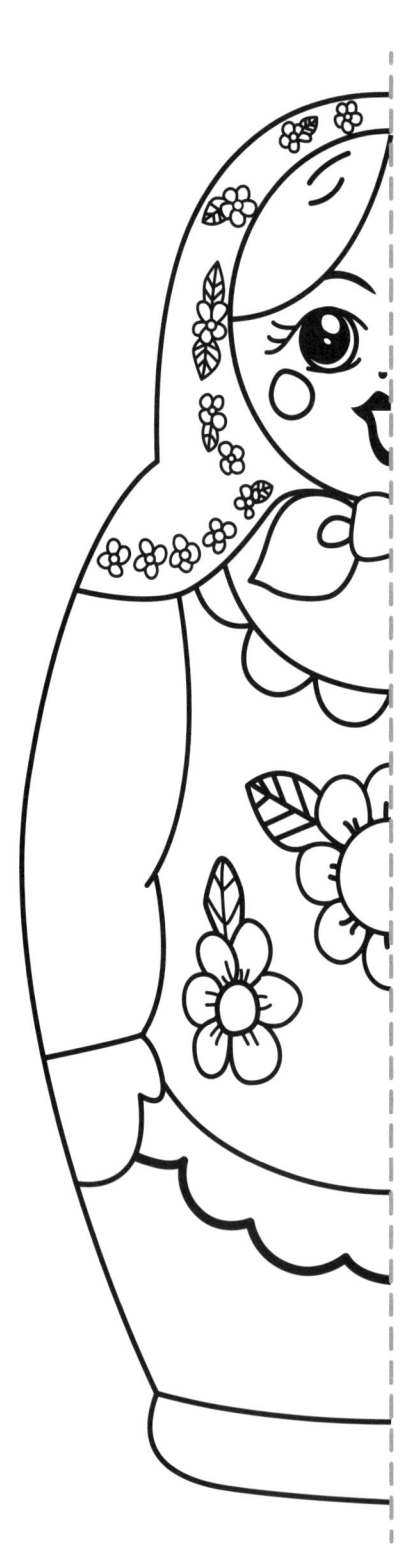

- 정답 -

세계의 전통인형 그리기

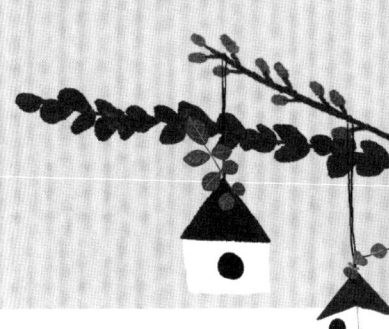

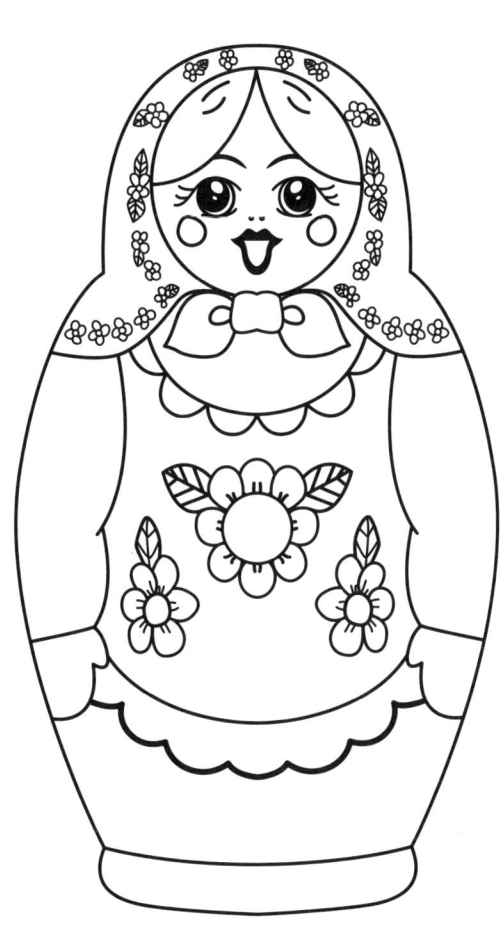

일본 전통 목각 인형이 반만 그려져 있네요.
왼쪽 그림을 보면서 반대편도 똑같이 그린 후
화려한 색깔로 칠해 보세요.

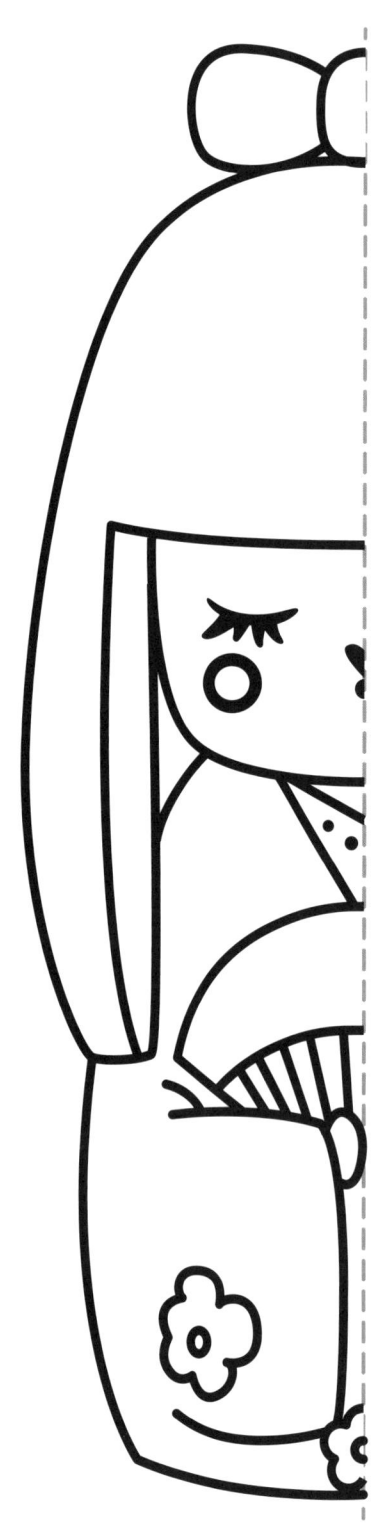

— 정답 —
세계의 전통인형 그리기

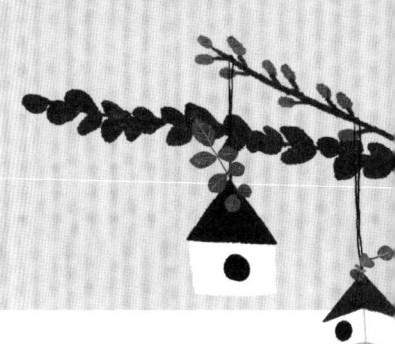

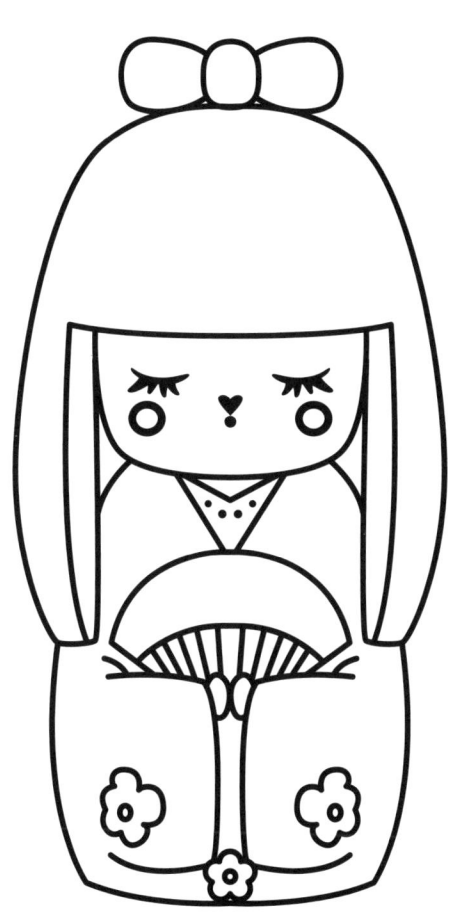

열세 번째

같은 그림, 다른 그림 찾기

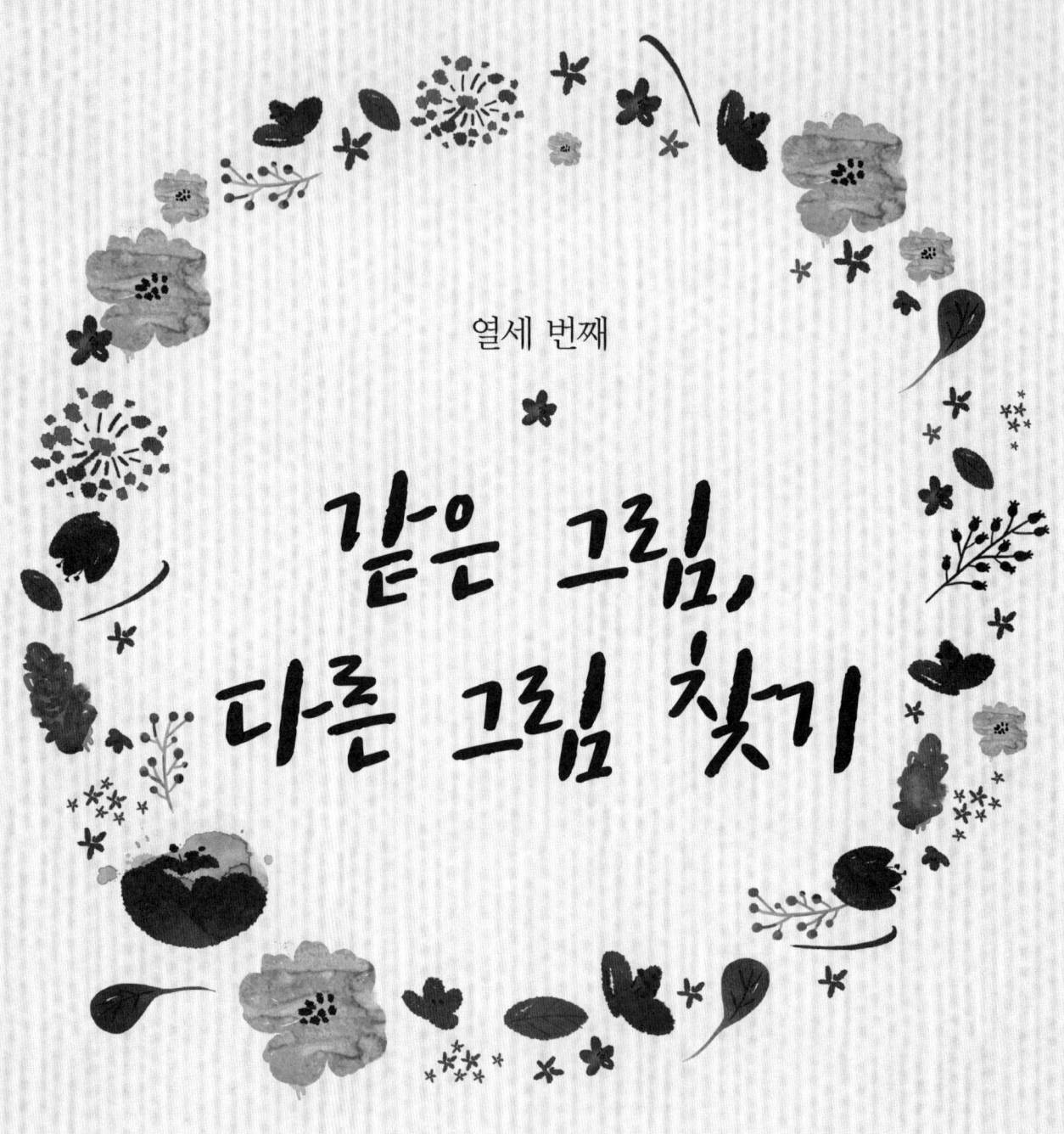

재미있는 그림 게임을 시작합니다. 눈을 크게 뜨고 집중해서 보면 같은 그림들이 보이거나 다른 그림들이 보입니다. 몸의 근육도 운동으로 튼튼하게 다지듯, 두뇌와 감성도 사용해야 더욱 튼튼해집니다. 이제 준비 되셨나요?

모양이 같은 핸드백 **두 세트**를 찾아보세요.

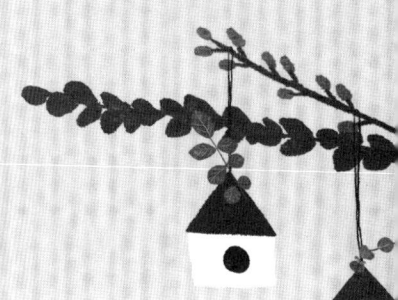

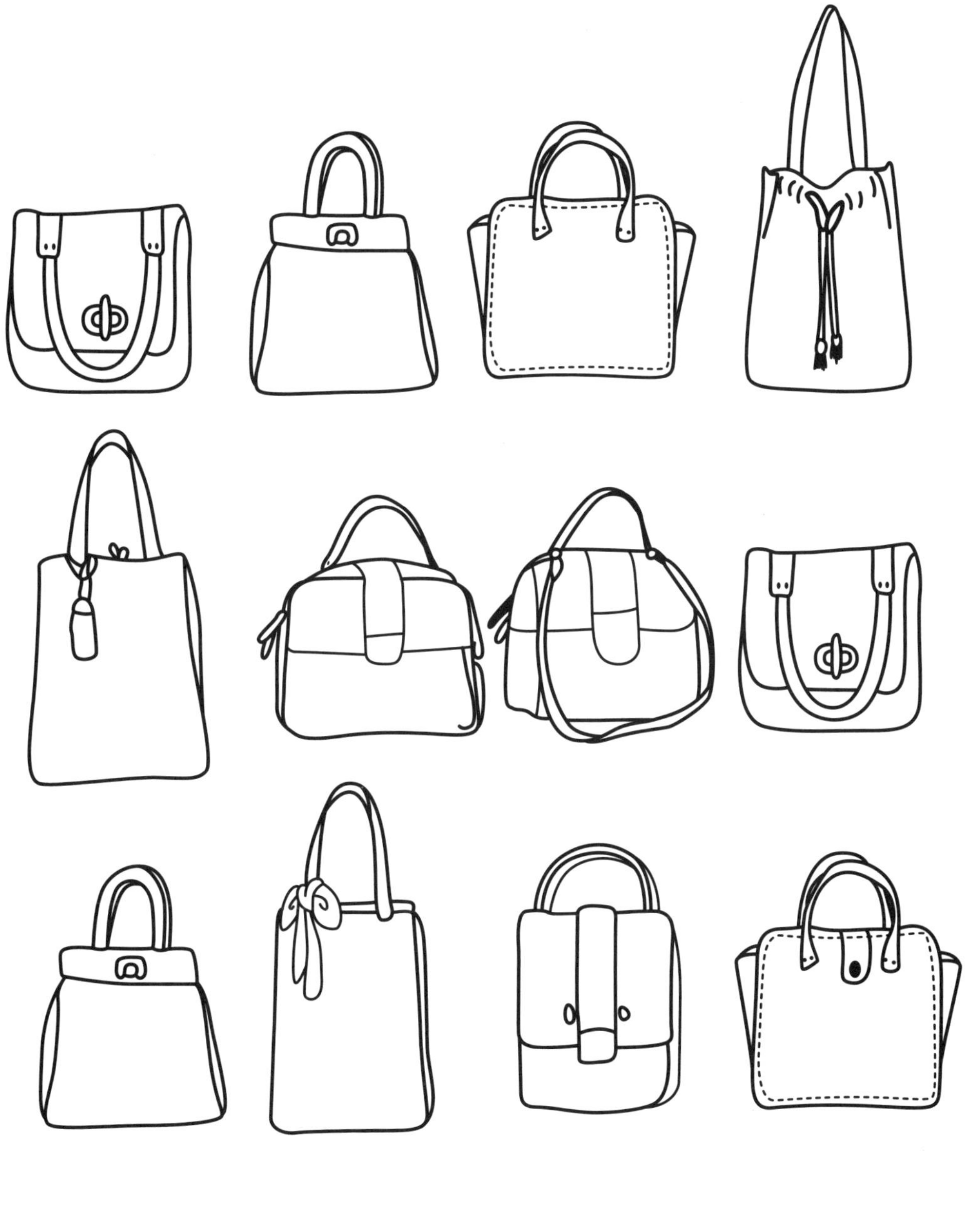

— 정답 —

시니어 엄마의 감성 놀이터

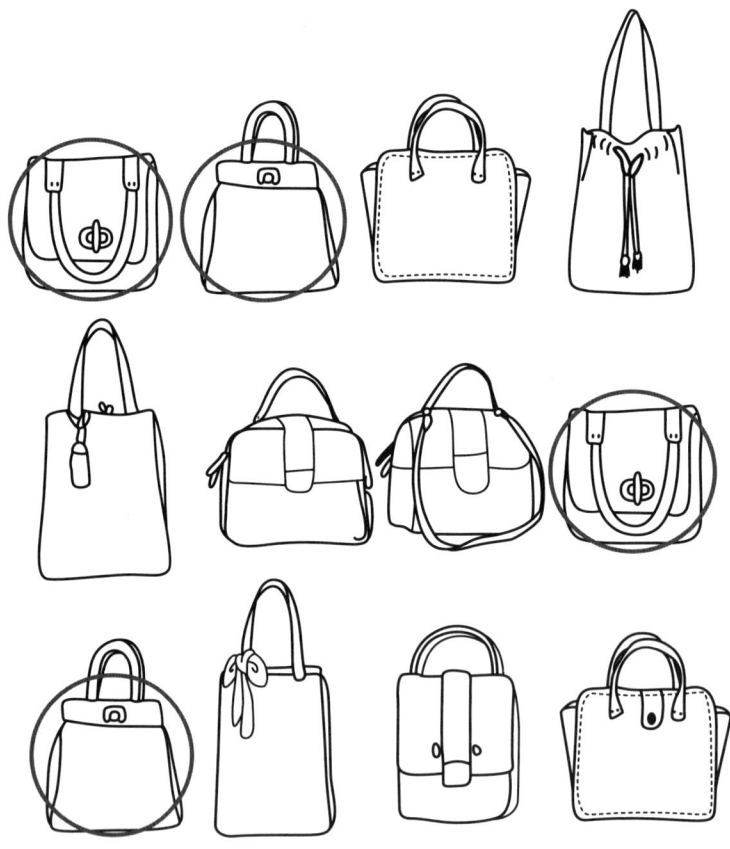

모양이 같은 모자 **두 세트**를 찾아보세요.

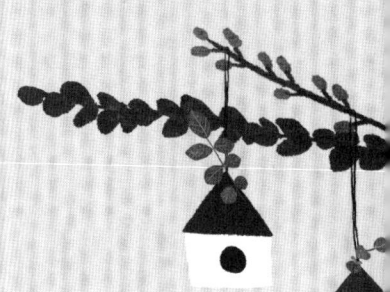

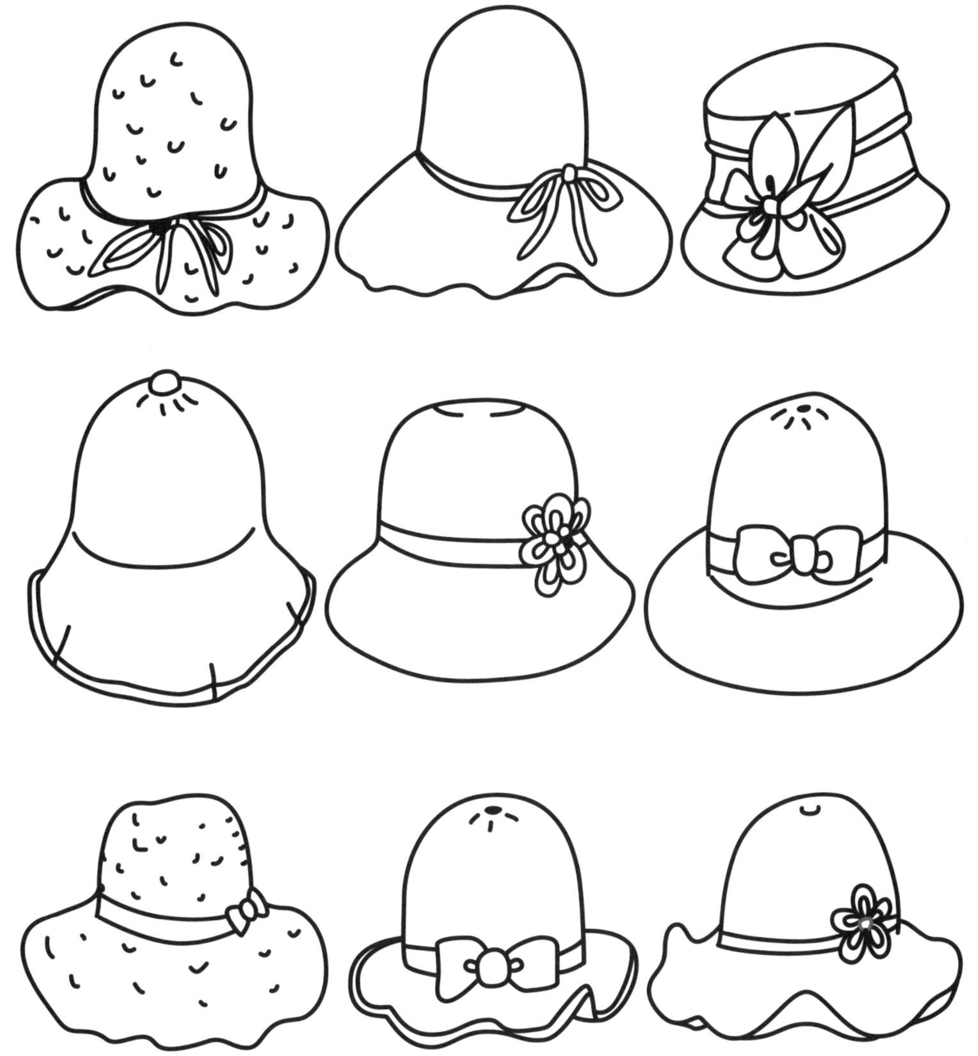

- 정답 -

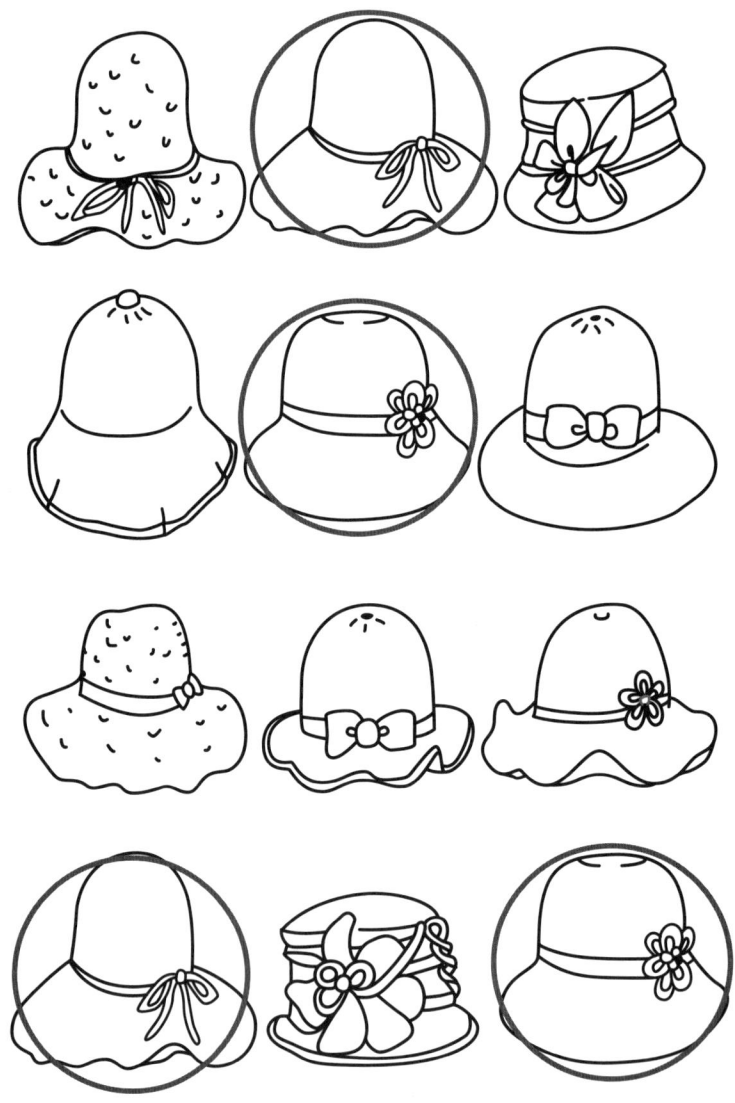

모양이 같은 구두 두 켤레를 찾아보세요.

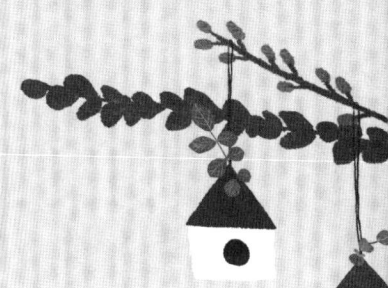

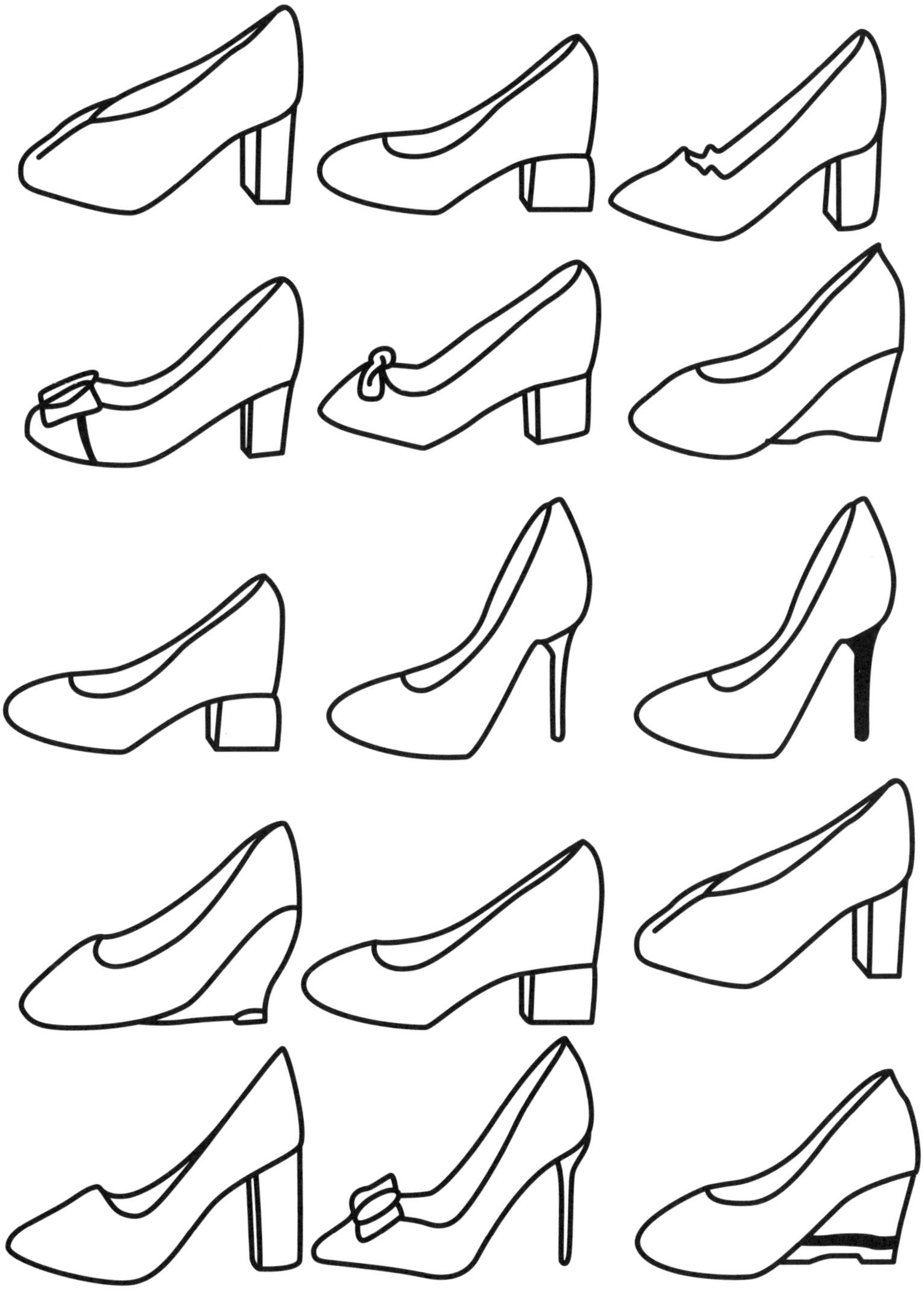

같은 그림, 다른 그림 찾기

- 정답 -
시니어 엄마의 감성 놀이터

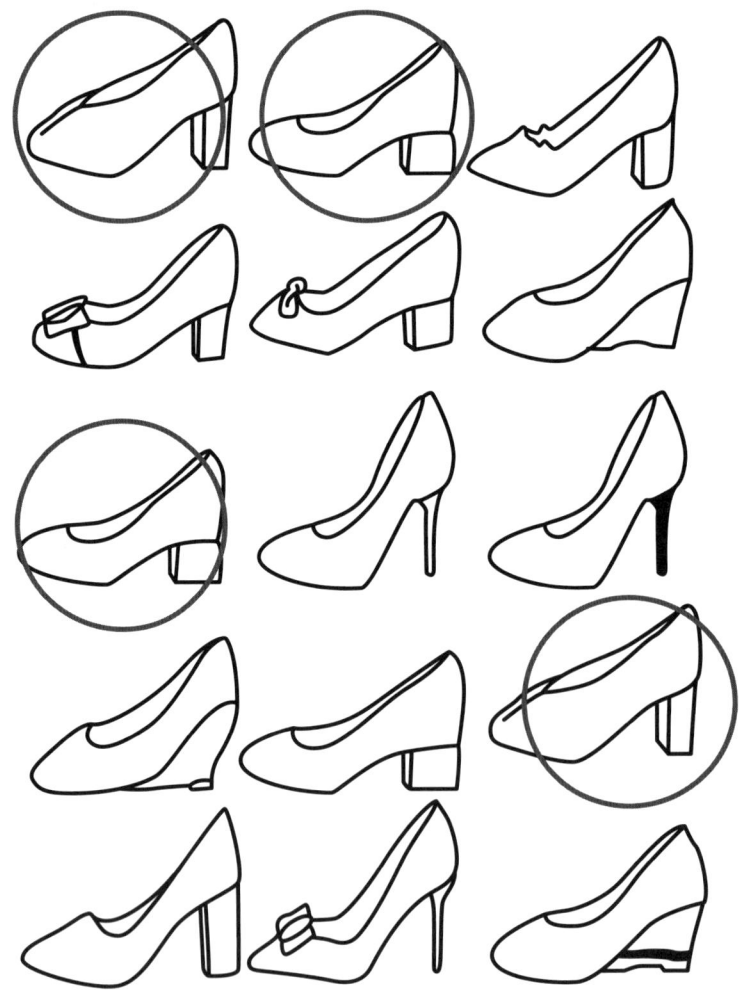

열네 번째

가면놀이

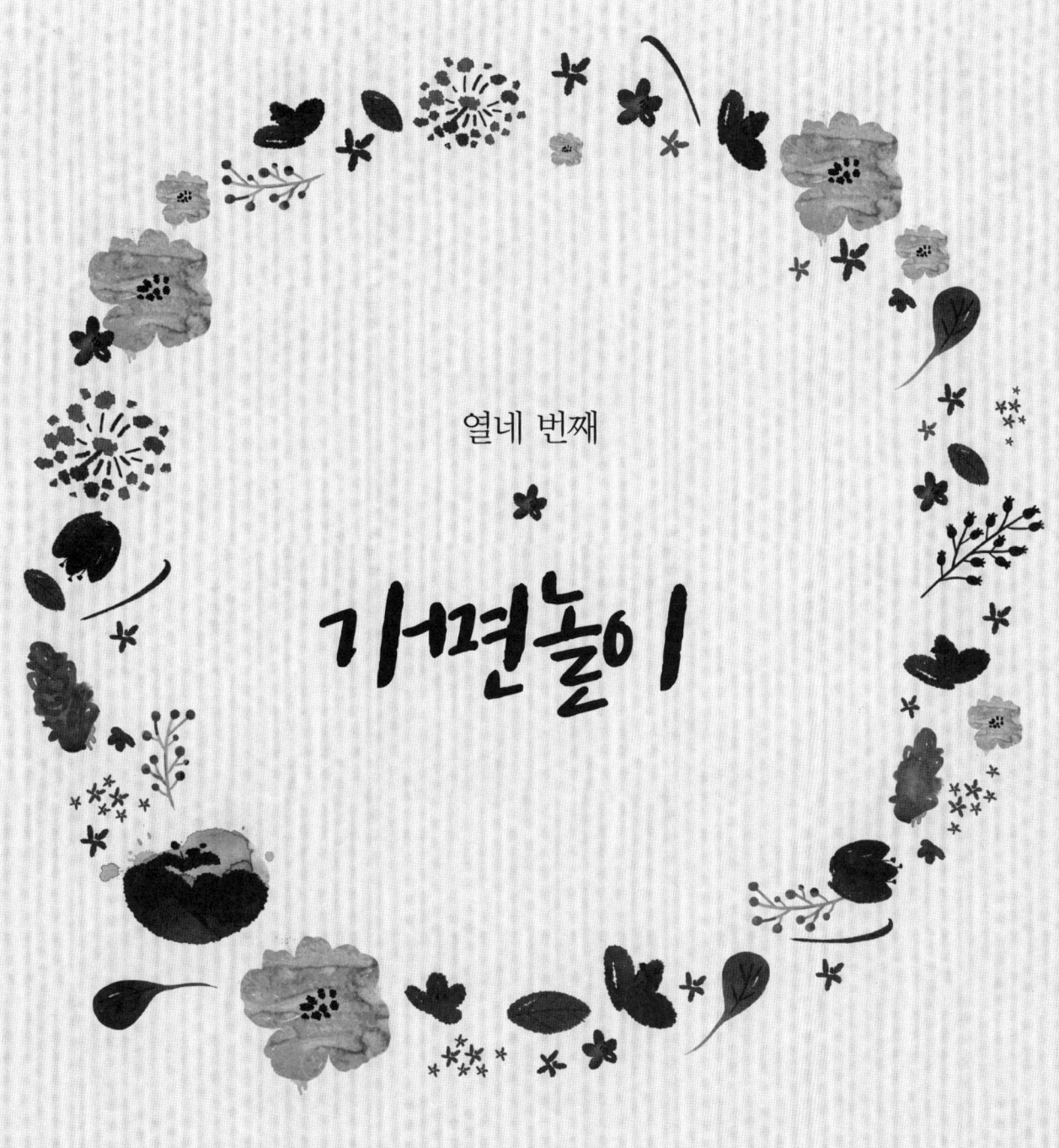

가면에는 그 나라만의 속 깊은 희로애락이 담겨있습니다. 전통 가면과 피에로 가면을 보며 재미있는 놀이를 즐겨 보세요.

왼쪽에 있는 하회탈을 보면서
오른쪽에 있는 윤곽선 안에 똑같이 그려 보세요.

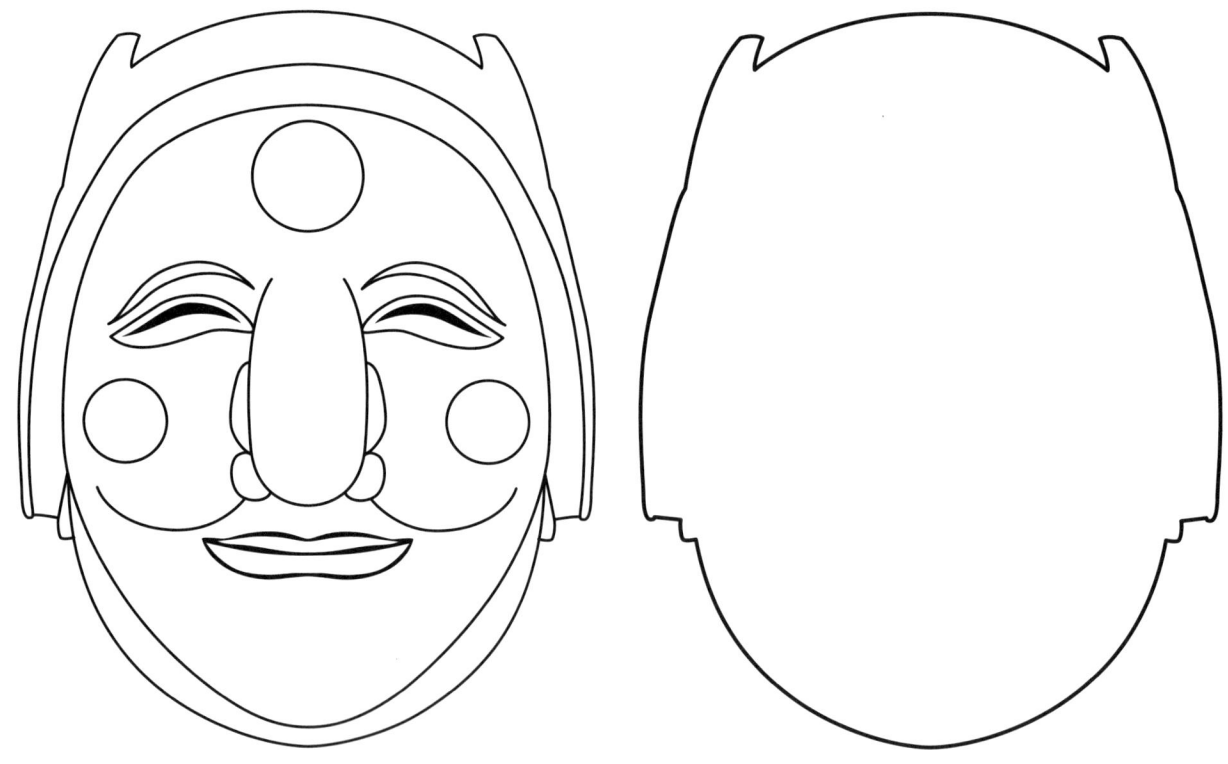

왼쪽에 있는 하회탈을 보면서
오른쪽에 있는 윤곽선 안에 똑같이 그려 보세요.

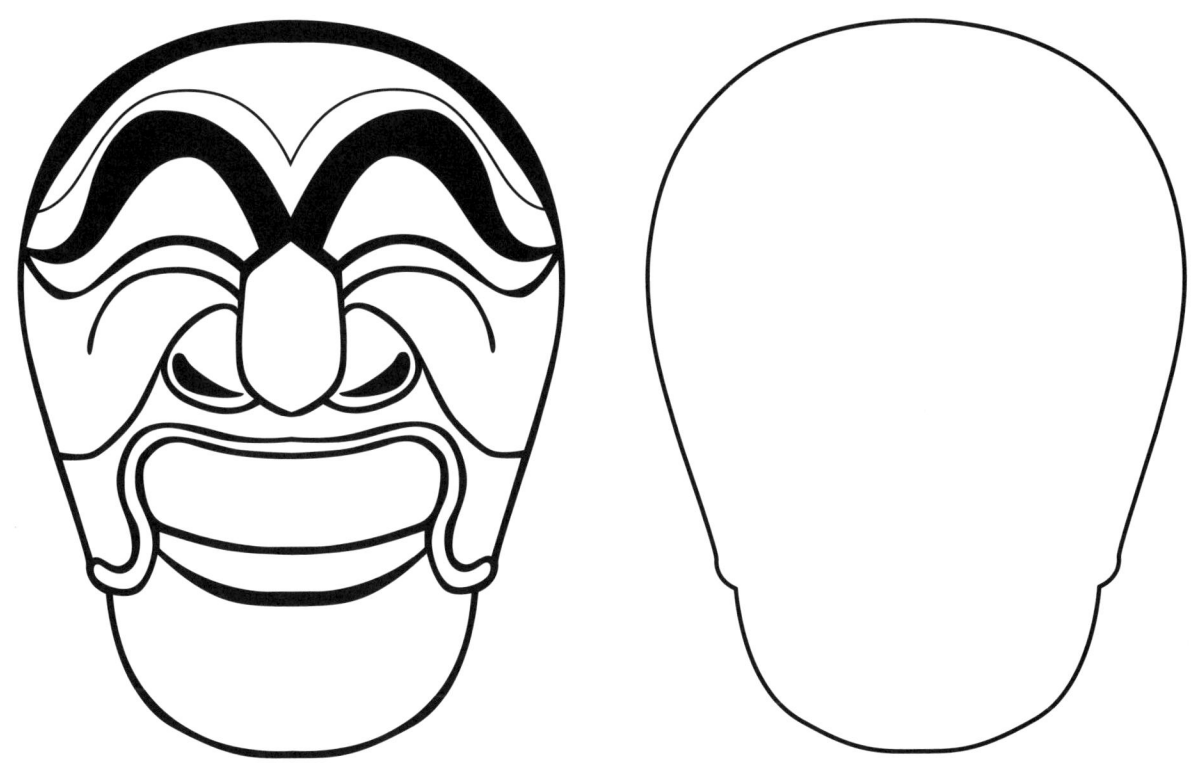

왼쪽에 있는 피에로 가면을 보면서
오른쪽에 있는 윤곽선 안에 똑같이 그려 보세요.

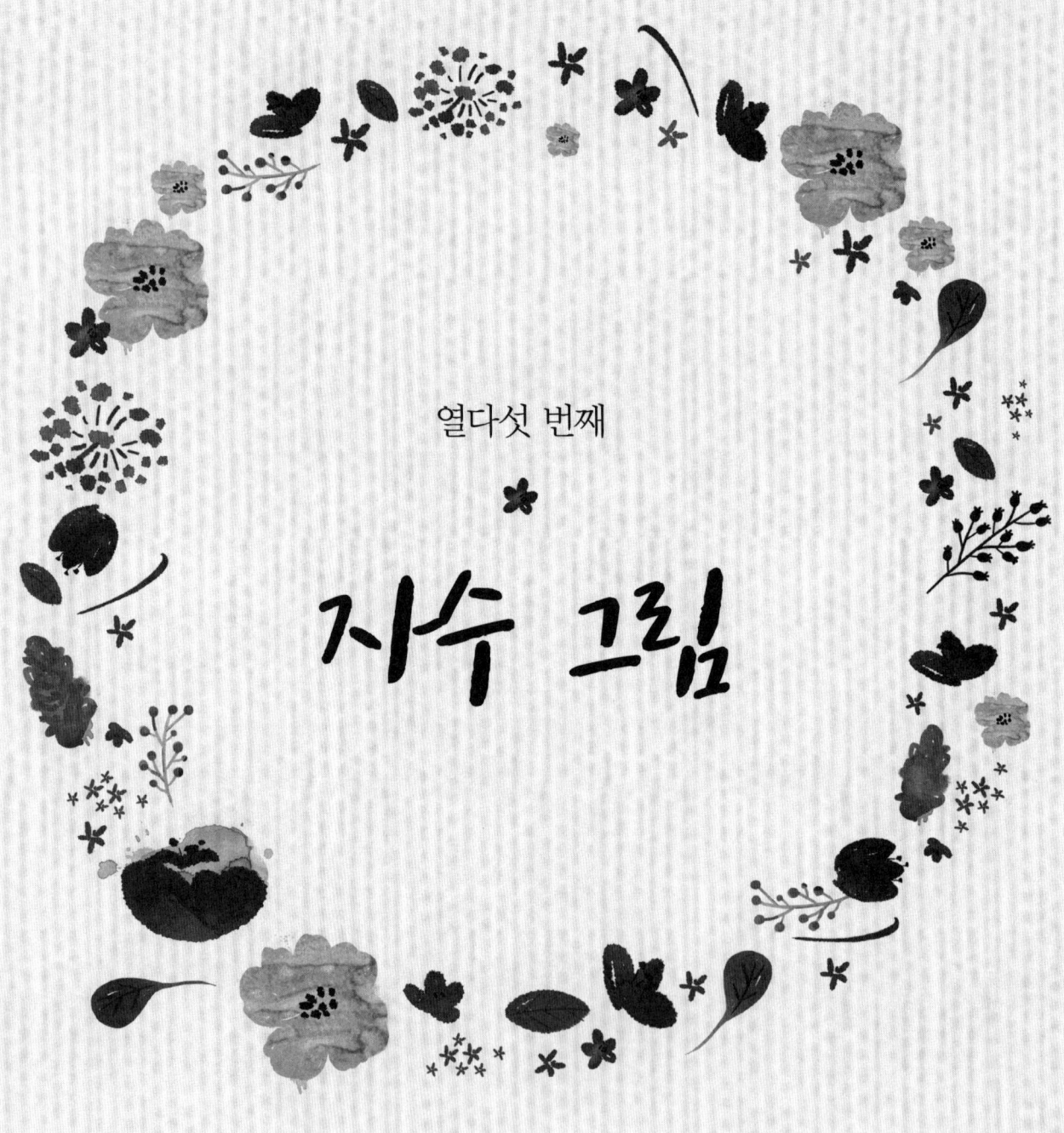

열다섯 번째

자수 그림

고즈넉한 밤에 바늘로 한 땀 한 땀 수를 놓으면 시간도 잔잔한 호수처럼 흘러갑니다. 실과 바늘 대신 물감이나 색연필로 예쁘게 자수 그림을 색칠해 보세요.

색연필로 곱게 색칠하면

자수처럼 예쁜 그림이 됩니다.

자수 그림

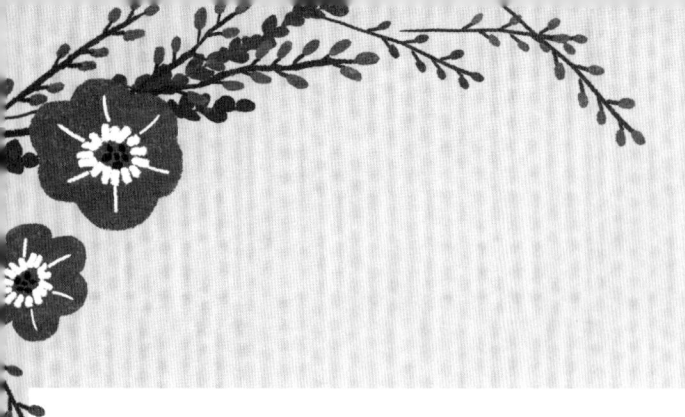

색칠한 후 오려서 액자에 걸어 두면
멋진 장식품이 됩니다.

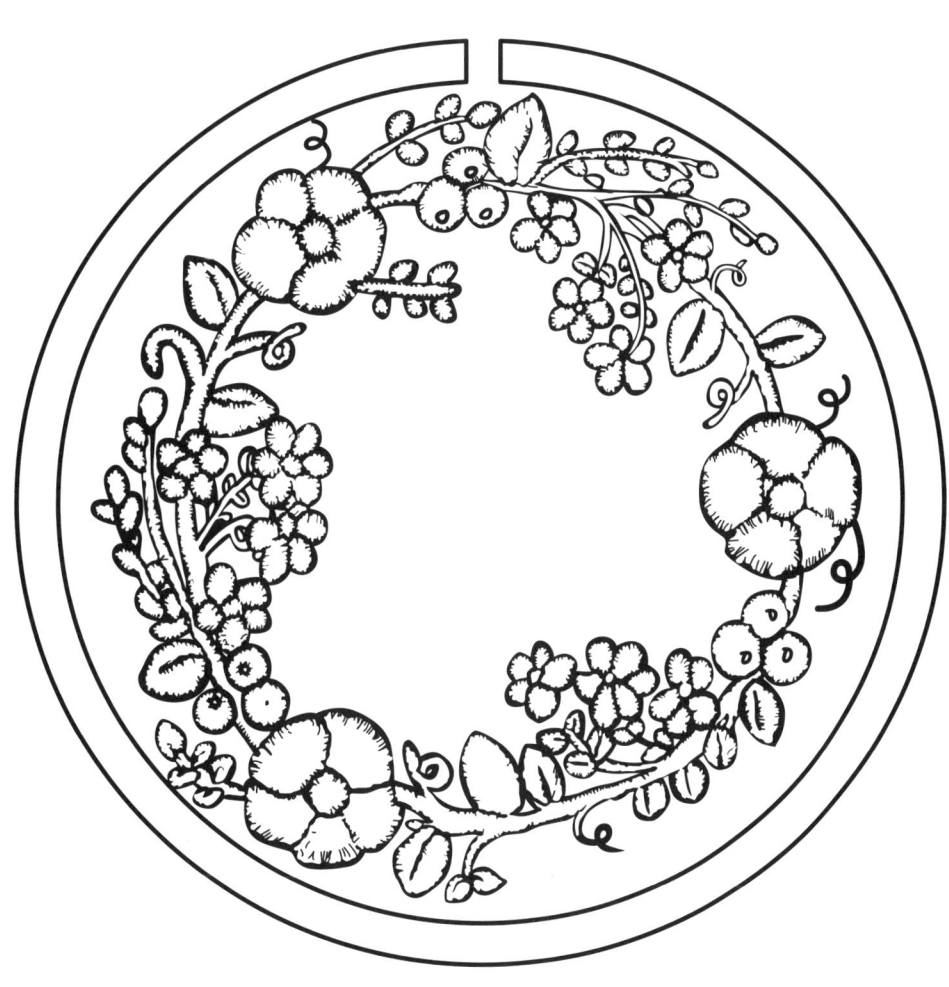

자수 그림

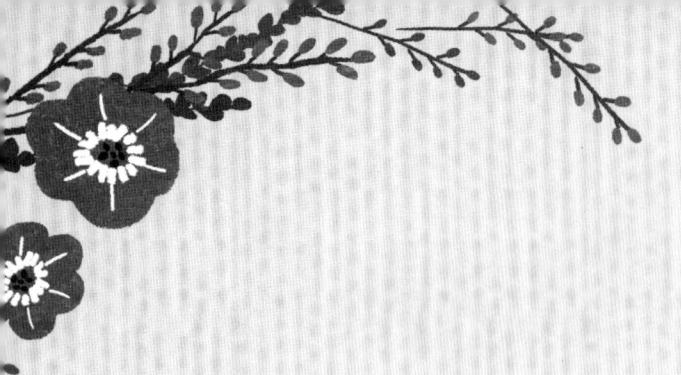

시니어 엄마의 감성 놀이터

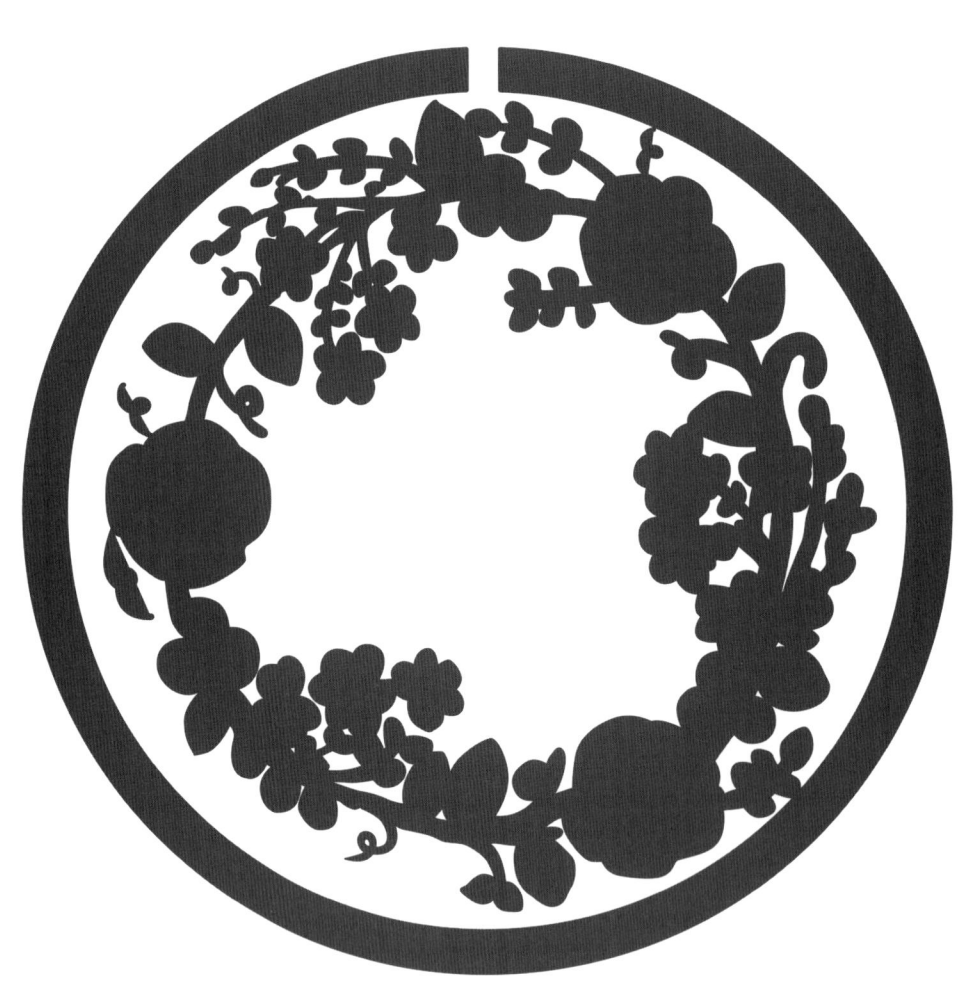

다양한 색깔을 이용해서
색을 칠해 보세요.

자수 그림

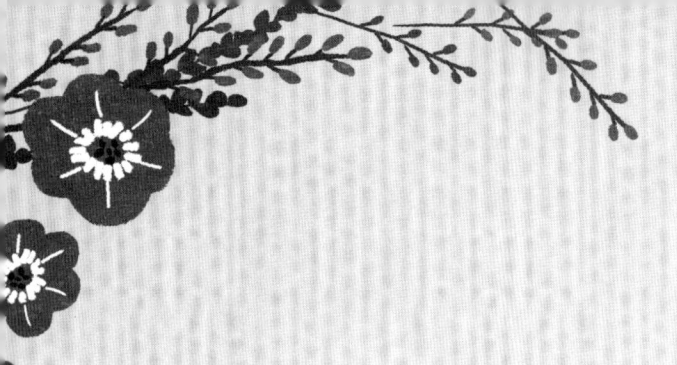
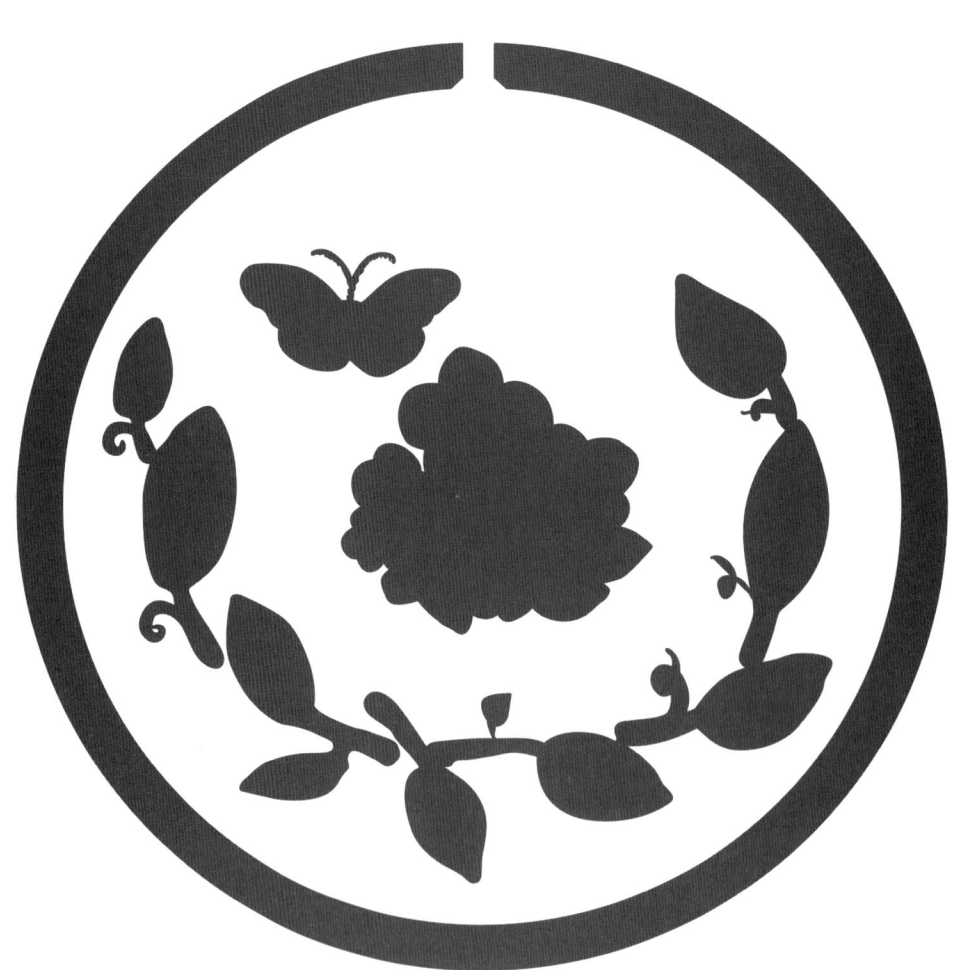

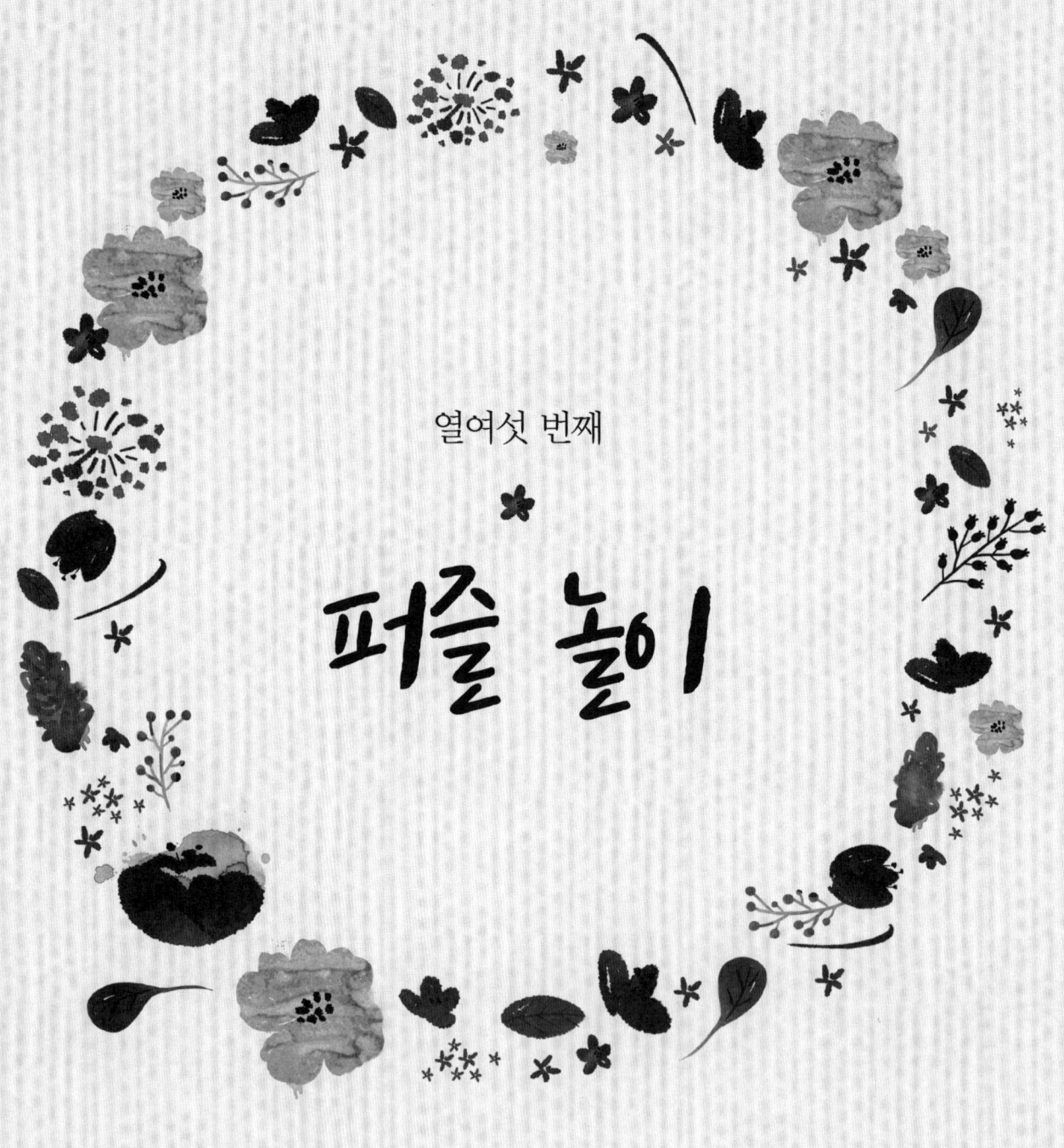

열여섯 번째

퍼즐 놀이

퍼즐은 두뇌 운동에 좋은 놀이이며 그림에 빠진 부분들을 채워가면서 성취감도 얻을 수 있는 놀이입니다. 그림으로 퍼즐을 즐겨 보세요.

위의 그림을 보고 퍼즐 속

빠진 그림을 채워 그려 주세요.

정답은 '**바로 뒷면**'에.

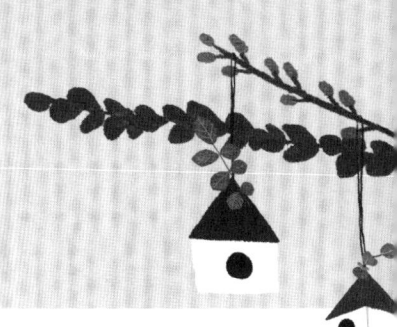

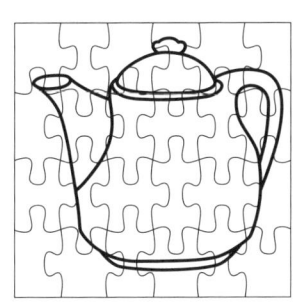

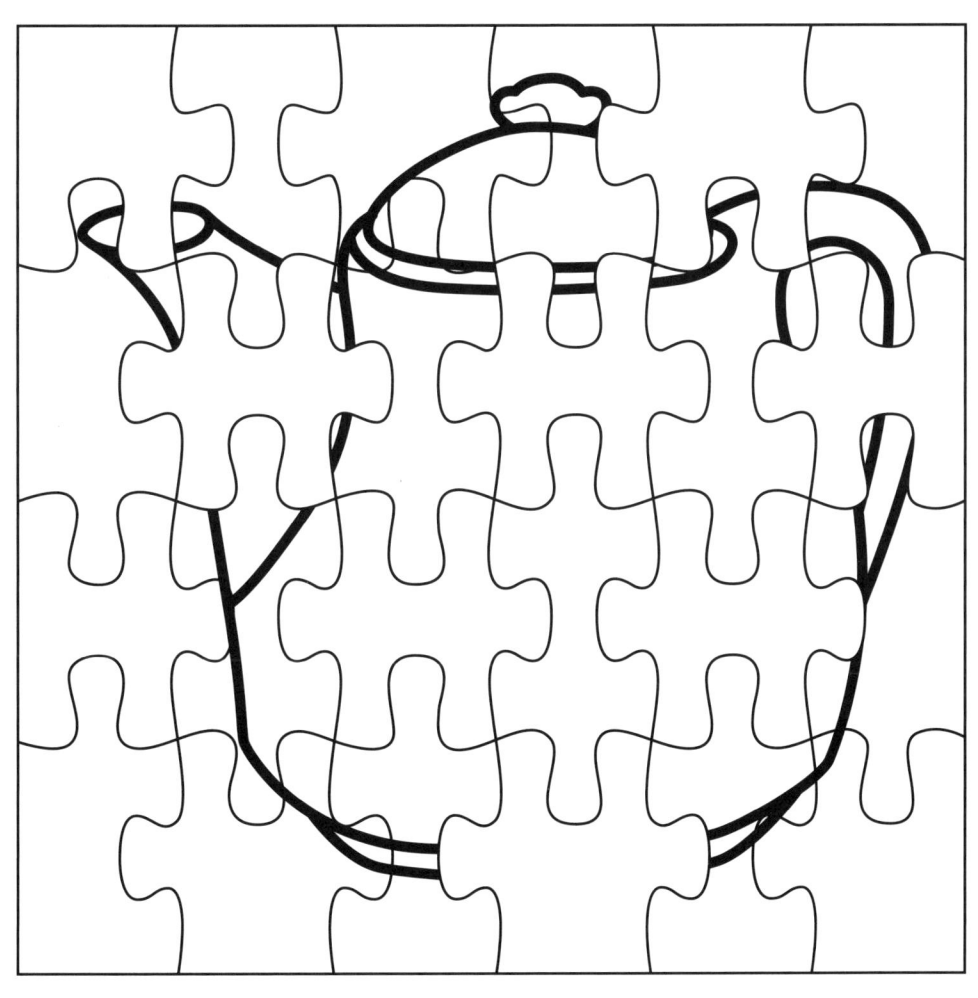

- 정답 -

시니어 엄마의 감성 놀이터

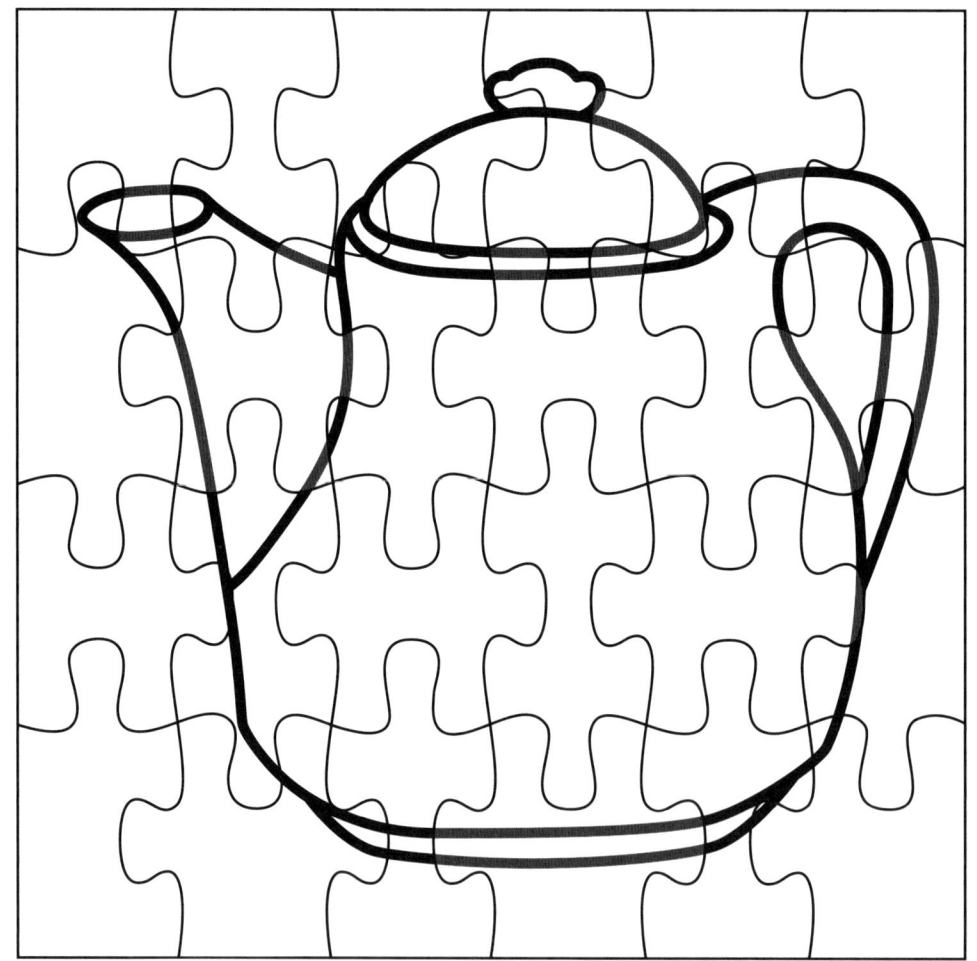

138

시니어 엄마의 감성 놀이터

위의 그림을 보고 퍼즐 속
빠진 그림을 채워 그려 주세요.
정답은 '**바로 뒷면**'에.

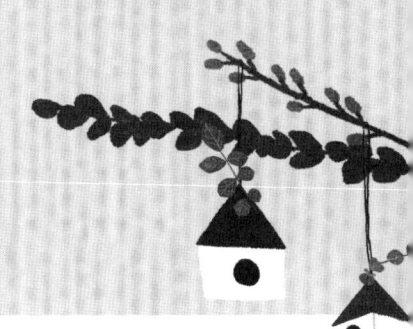

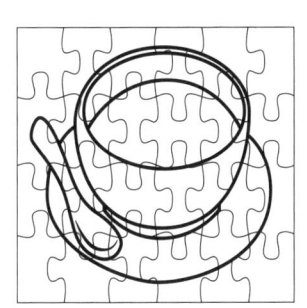

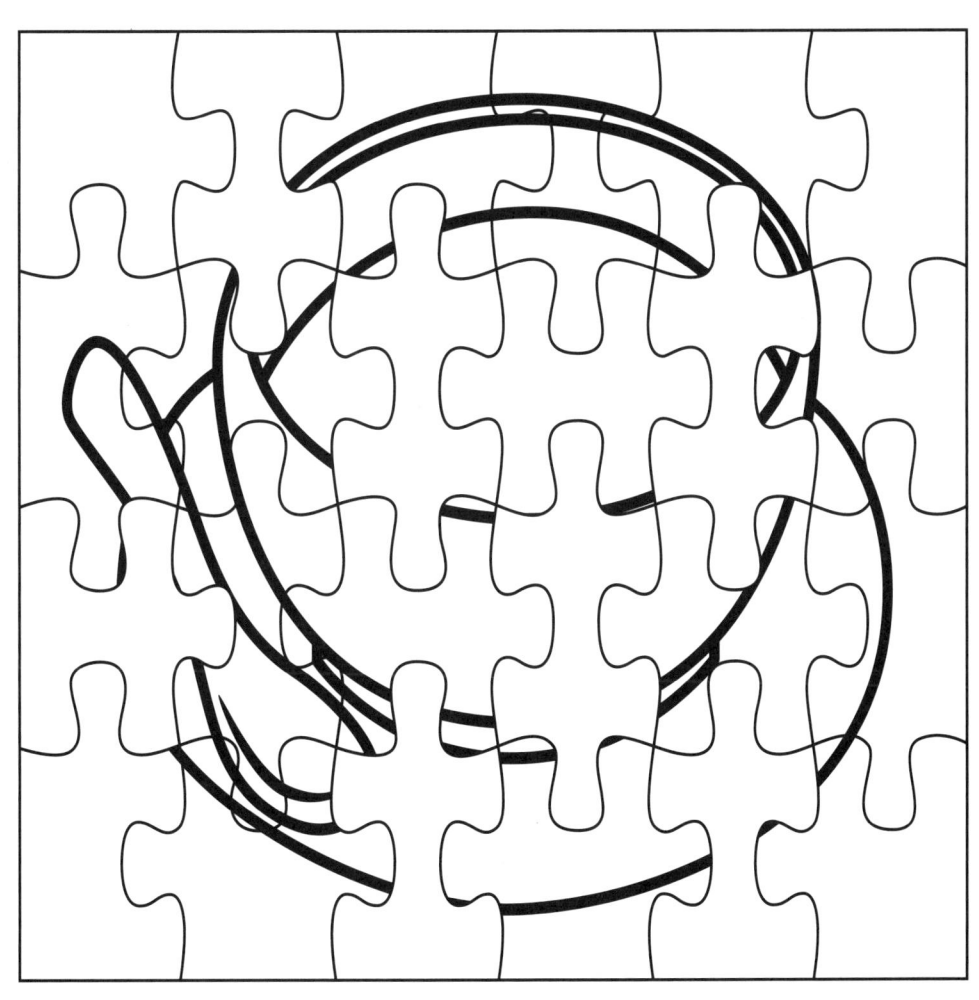

퍼즐 놀이

— 정답 —

시니어 엄마의 감성 놀이터

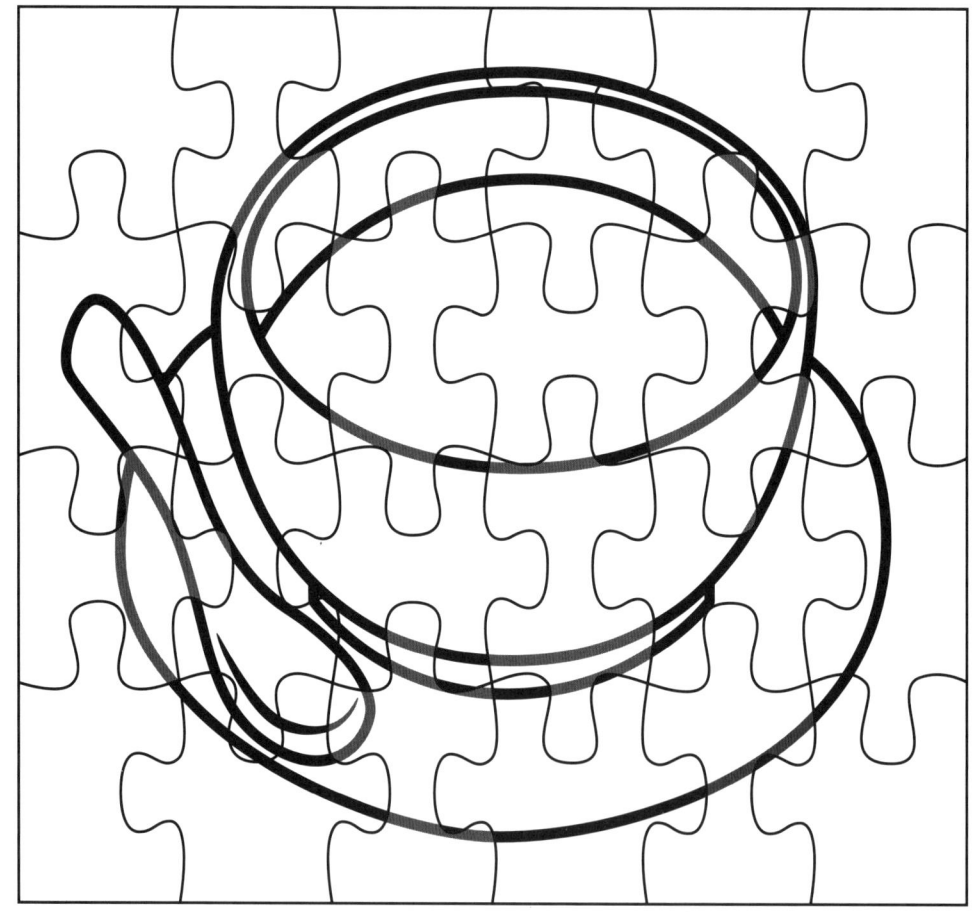

위의 그림을 보고 퍼즐 속
빠진 그림을 채워 그려 주세요.
정답은 '**바로 뒷면**'에.

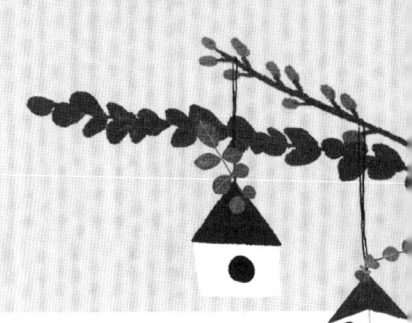

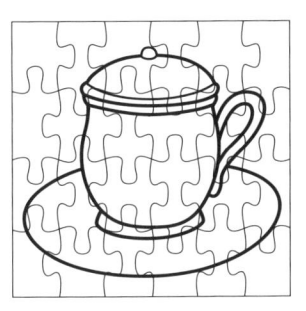

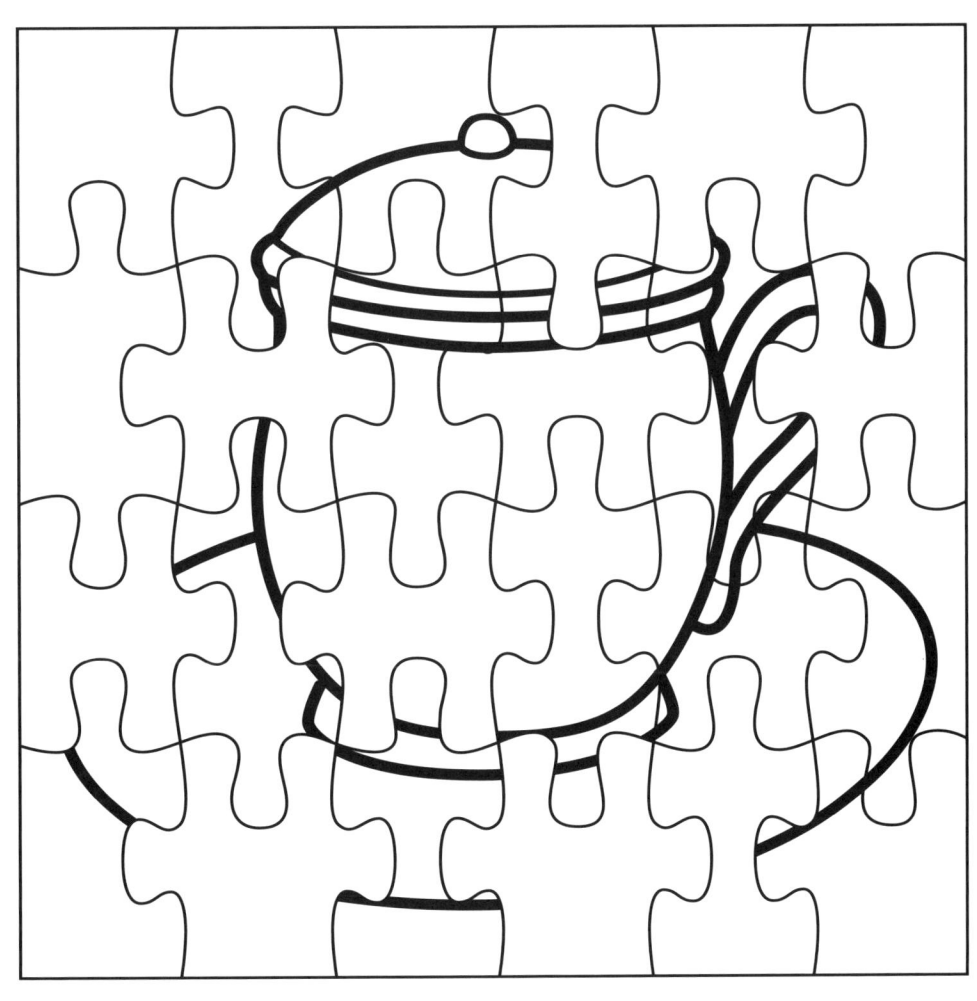

− 정답 −

시니어 엄마의 감성 놀이터

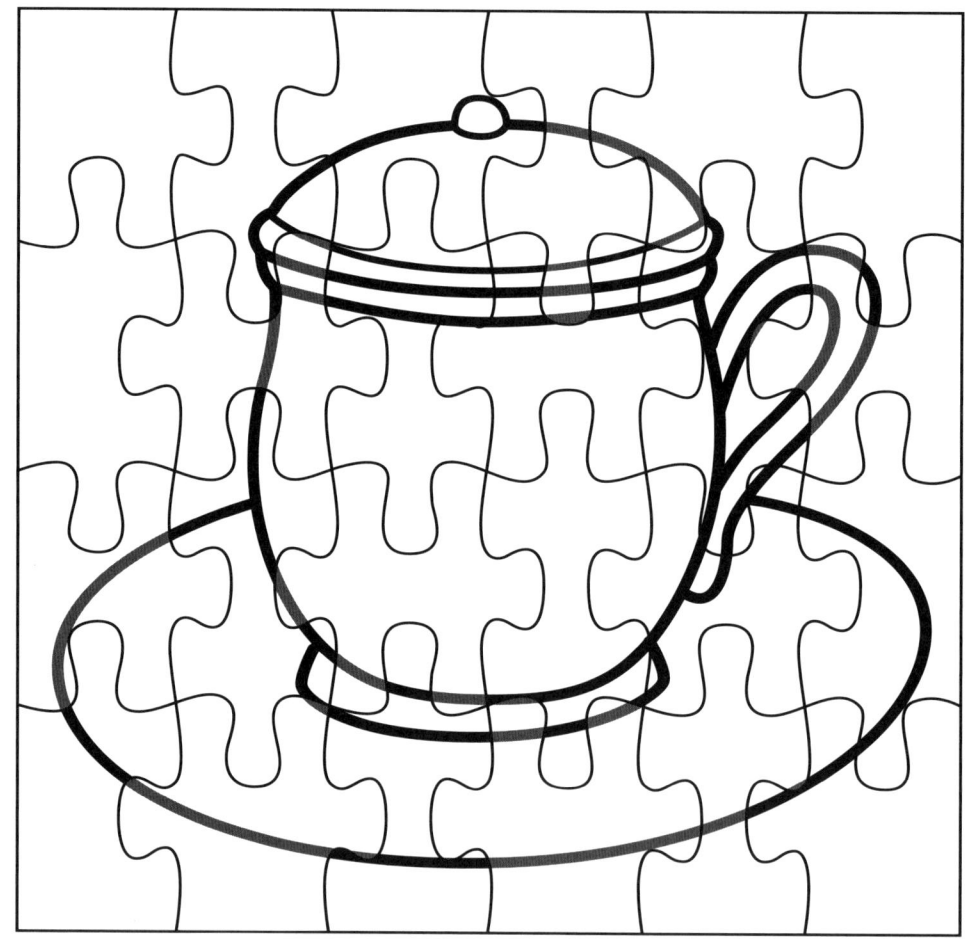